EL MÉTODO
CLEAN

7

Detoxifica y rejuvenece
tu cuerpo en tan sólo siete días

EL MÉTODO
CLEAN

7

ALEJANDRO JUNGER, MD
CON RECETAS DEL CHEF JAMES BARRY

HarperCollins *Español*

EL MÉTODO CLEAN7. Copyright © 2020 de Alejandro Junger, MD.
Todos los derechos reservados. Impreso en los Estados Unidos de América.
Ninguna sección de este libro podrá ser utilizada ni reproducida bajo
ningún concepto sin autorización previa y por escrito, salvo citas breves
para artículos y reseñas en revistas. Para más información, póngase en
contacto con HarperCollins Publishers, 195 Broadway, New York, NY 10007.

Los libros de HarperCollins Español pueden ser adquiridos para propósitos
educativos, empresariales o promocionales. Para más información,
envíe un correo electrónico a SPsales@harpercollins.com.

Título original: CLEAN7
HarperOne, 2019

El copyright de la traducción © 2020 de HarperCollins Publishers

PRIMERA EDICIÓN

Traducción: Yalimal Vidal y Martha López Castro

Diseño adaptado de la edición en inglés de Diahann Sturge

Este libro ha sido debidamente catalogado en la
Biblioteca del Congreso de los Estados Unidos.

ISBN 978-0-06-300595-2

20 21 22 23 24 LSC 10 9 8 7 6 5 4 3 2 1

Dedico este libro a mis padres.
A Muky, mi mamá, cuyo amor no conoce límites,
y a Beilo, mi papá, que todavía me guía desde allá arriba.
Lo extraño todos los días de mi vida.

Contenido

Prólogo de Anthony William,
El Médico Médium

Hay una epidemia secreta en este momento. Mientras lees esto, hay más de mil millones de personas que sufren alguna enfermedad o síntoma crónico. Tú podrías estar entre ellas. «Enfermedad crónica» no es un término sólo para aquellos gravemente enfermos e incapaces de funcionar. Si tienes acné, eczema, migrañas, fatiga, problemas con la glucosa en sangre, cambios de humor, bruma mental, hormigueo e insensibilidad, inflamación, infecciones del tracto urinario, ansiedad, depresión, estreñimiento o cualquier otro síntoma o enfermedad recurrente o prolongada, significa que estás también entre quienes tienen una enfermedad o síntoma crónico. La mayoría de las personas se han acostumbrado tanto a vivir la vida con un síntoma o a escuchar acerca de los síntomas y los padecimientos con los que viven la familia y los amigos que la enfermedad crónica se ha convertido en una parte normal de la vida. Pero vivir con síntomas y enfermedades no es normal. No es natural. No es como deberías vivir. Sólo hay una forma de reducir la epidemia de enfermedades crónicas que crece a un ritmo alarmante: debemos recordar que las enfermedades y los síntomas crónicos no son una parte normal de la vida, y buscar activamente respuestas a lo que los causa y cómo pueden sanarse.

Una de las mayores barreras que enfrentamos hoy para sanar es que la investigación médica y la ciencia no conocen las causas fundamentales de la mayoría de las enfermedades y síntomas crónicos. ¿Cómo pueden las personas que padecen una enfermedad crónica obtener las respuestas que necesitan para sanar verdaderamente dentro del sistema médico? La verdad es que no pueden. Esta es una de las principales razones por las que la epidemia de enfermedades crónicas crece tan rápidamente.

A lo largo de las décadas, he sido testigo de cómo las limitaciones del sistema médico y la investigación clínica y la ciencia les han fallado a miles de personas. Esto no es culpa de los muy inteligentes, trabajadores y comprometidos doctores, cirujanos, enfermeras y otros profesionales médicos, dedicados a salvar las vidas de las personas y a tratar de ayudar a los enfermos y heridos. Tengo un gran respeto por esos desinteresados individuos. Te proporcionan cuidados críticos si tienes un accidente automovilístico, te estalla el apéndice, te fracturas el tobillo, y tantas cosas más. Sin duda, la medicina moderna salva vidas y estaríamos en riesgo sin ella. Pero cuando se trata de enfermedades crónicas, la investigación y la ciencia todavía están, tristemente, en una época oscura, y los médicos y otros profesionales del área sólo tienen la información que la investigación clínica y la ciencia les proporcionan. Por lo general, a los pacientes sólo se les ofrecen cirugía y/o medicamentos, y a menudo se les rechaza sin respuestas reales acerca de la razón de su sufrimiento, aun si reciben un diagnóstico.

En algún momento, cada doctor, cirujano y profesional médico se enfrenta a las limitaciones de la ciencia. Cuando un paciente, un familiar o un amigo más *continúa* sufriendo, y ninguna cirugía o medicamento es de ayuda, o cuando tu propia salud se deteriora, surge la pregunta para los médicos de mente abierta y con visión de futuro: ¿hay algo más que lo que la medicina y la ciencia pueden ofrecernos? Esta es la pregunta que el doctor Alejandro Junger se descubrió haciéndose cuando su propia salud se vio en peligro y no pudo encontrar dentro del sistema médico ninguna respuesta o una forma de salir de su sufrimiento, a pesar de toda su educación, capacitación, conexiones y experiencia. Fue testigo de que una persona tras otra tenían la misma experiencia frustrante que él y sólo se les ofrecía cirugía o medicamentos como opciones de tratamiento, ninguno de los cuales promete una sanación verdadera y perdurable para tantos. Su intuición, compasión y razón le dijeron que debía haber más por descubrir: más respuestas, más sanación, más verdad. Vio en la naturaleza que en los animales no existían las enfermedades crónicas en la misma medida que en los humanos y se preguntó en qué dirección equivocada iba la especie humana. ¿Por qué tanta gente estaba tan enferma?

En su búsqueda de respuestas, el doctor Junger exploró muchas modalidades de sanación fuera del modelo médico en el que estaba capacitado. A pesar de encontrarse ya en lo más alto de su carrera, no estaba contento con apegarse al estado de cosas. Continuamente iba más allá debido a su deseo de ver a las personas sanar. Su exploración sincera lo llevó a darse cuenta de una verdad curativa fundamental: los alimentos que comemos y las propiedades medicinales que recibimos de las hierbas y otras plantas tienen el poder de sanarnos de formas que la investigación y la ciencia aún no han descubierto. Es en su inteligencia infinita y secreta donde podemos descubrir una cura. Este es un tema cercano y querido para mí, y ocupa un lugar central en toda la información curativa que comparto porque sé que los alimentos adecuados tienen el poder de cambiar vidas cuando se usan correctamente. El doctor Junger recurrió a esta verdad transformadora, y se arraigó profundamente en su alma. Desde ese descubrimiento, ha dedicado el trabajo de su vida a ayudar a las personas a sanar aprovechando los poderes innatos de los alimentos a nuestro alcance en el planeta.

Una de las principales creencias equivocadas de hoy es que las generaciones más recientes vivirán más que las anteriores. Esto fue cierto en algún momento, pero los tiempos cambian rápidamente y ya no es el caso. El doctor Junger habla sobre esto en *El Método CLEAN7*. La esperanza de vida de cada generación está a punto de acortarse cada vez más debido al grado de toxinas y patógenos al que nos enfrentamos, y las enfermedades derivadas de ello. Esa trayectoria no cambiará a no ser que la humanidad lea un libro como este, aprenda de él, ponga en práctica sus consejos y se aferre a ellos por generaciones. Nuestro futuro en la Tierra puede ser prometedor sólo si tenemos la oportunidad de experimentar una salud lo suficientemente buena y una vida lo suficientemente larga para hacer aquello a lo que nos creemos destinados. Y esto sólo puede suceder si poseemos la sabiduría necesaria.

Cuando leo las páginas del libro del doctor Junger, puedo ver la sabiduría que contienen. Veo la gran esperanza que brinda a una generación tras otra para comenzar a vivir vidas más largas y saludables. El doctor Junger sabe que el mundo es un lugar tóxico, y sin embargo tenemos que vivir aquí. No podemos ignorar la verdad de que nuestros cuerpos están bajo el asedio de las toxinas. Pero saber que el mundo está lleno de toxinas, y también nuestros cuerpos, sólo es un dato valioso si posees algo de mayor importancia: el conocimiento para eliminar las toxinas y los venenos que absorbemos todos los días, y cómo fomentar la capacidad de nuestro cuerpo para sanarse. Es nuestro derecho saber cómo estar libres de los síntomas que nos atormentan y limitan.

El Método CLEAN7 aborda la importancia de la detoxificación. Ya sea que se trate de venenos provenientes de los alimentos tóxicos o procesados que comemos o los químicos a los que nos exponemos diariamente, es fundamental saber cómo empezar a disminuir la carga tóxica. Me pregunto: ¿hay algo más importante que contribuir a proporcionar una vida más saludable a los enfermos crónicos, o a cualquier persona, de hecho? Y te pregunto: ¿te importa cómo se sientes? ¿O cómo se sienten tus seres queridos? Estas preguntas son valiosas porque tú lo eres. Tus seres queridos son valiosos. Todos en el planeta Tierra están aquí por una razón. Tú importas. Tus seres queridos son importantes. Mereces estar sano y sentirte lo mejor posible, y para eso necesitas la sabiduría sanadora que puede llevarte a ese punto. El doctor Junger sabe que mereces la mejor oportunidad de sanar y ha comprometido su vida a ayudarte a lograrlo.

He tenido la fortuna de conectar con muchos doctores, cirujanos y otros profesionales médicos increíbles durante mi vida. Aprecio y respeto enormemente a todos los médicos y profesionales que realmente se preocupan por sus pacientes y desean velar por sus mejores intereses. Pero cuando conocí al doctor Junger, supe que era uno de los especiales. Su devoción hacia sus pacientes, su comunidad, sus amigos y familia era evidente. Su naturaleza auténtica y amable era patente en la forma en que hablaba de su trabajo y de las personas a las que sentía movido a ayudar. Su búsqueda de la verdad lo llevó a buscar por todo el mundo respuestas que pudieran cambiar la vida de las personas. Su corazón de oro y su deseo de servir eran notables y aún lo son hoy. Es un hombre compasivo, un médico brillante e íntegro y un líder en el mundo de la salud y el bienestar. Tiene una poderosa capacidad para ver en la oscuridad del sufrimiento y guiar a un lugar seguro a quienes buscan liberarse de la enfermedad. Realmente se preocupa por aquellos que enfrentan dificultades con su salud. Es un gran honor ser de los primeros en leer las páginas de su libro. Sé que el doctor Junger ha escrito *El Método CLEAN7* con la intención de ayudarte a alcanzar la vida saludable que es tu derecho de nacimiento. Sé que él desea que te liberes de los síntomas y enfermedades que tanta gente sufre hoy. Estoy agradecido con el doctor Junger por ser el médico compasivo y el escritor que es. Es verdaderamente una luz brillante para la sanación en este planeta.

ANTHONY WILLIAM, EL MÉDICO MÉDIUM

EL MÉTODO
CLEAN

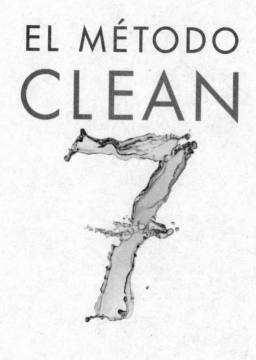

Introducción

Pasé las vacaciones de fin de año con mis hijos en Todos Santos, Baja California Sur. Las ballenas llegaban de alimentarse en las frías aguas de Alaska para aparearse en las aguas mexicanas, más cálidas. El espectáculo era asombroso. Las vimos saltar todo el día, y los niños estaban felices. Aman la naturaleza. Nos unimos a una misión de rescate de tortugas marinas, que protege del turismo de playa los huevos y libera a las tortugas bebés al atardecer, despejando su camino en la arena para que puedan llegar hasta el agua y ser tragadas por el océano. Beilo, mi hijo de ocho años, y Fina, mi hija de seis, tenían muchas preguntas. «No es muy buena idea, es muy difícil para ellas caminar toda esa distancia», dijo Beilo. «Papá, ¿por qué no las ponemos directamente en el océano?» Al escuchar la pregunta, el jefe del equipo de rescate respondió: «Es mejor que caminen solas. Así es como recuerdan muchos años a partir de ahora dónde volver a poner sus propios huevos. Esas son las reglas».

Ambos voltearon hacia mí y Fina preguntó: «¿Y quién hizo las reglas, papá?». «La naturaleza las hizo», respondí. «La naturaleza diseñó el planeta Tierra y a todos los animales, lo que los incluye a ustedes y a todos los humanos. Y la naturaleza es increíblemente inteligente. No sólo ayuda a las tortugas a regresar a este lugar para poner huevos o a las ballenas para nadar desde Alaska para tener bebés aquí, sino que también los ayudó ustedes a crecer en el vientre de mamá y los ayudó a salir cuando estaban listos. Las reglas de la naturaleza son las que hacen que todo funcione bien al mismo tiempo, todo el tiempo, sin olvidar nada. Así es como la naturaleza se asegura de que todos los animales vivan una vida buena y saludable». Sin perder un segundo, Beilo preguntó: «Pero entonces, ¿por qué la gente se enferma? ¿La naturaleza se olvidó de nosotros?». Me gusta pensar que mis hijos son genios, pero estar en compañía de sus amigos me hizo darme cuenta de que la mayoría de los niños lo son. Aquí estaba mi hijo de ocho años haciendo la pregunta más importante acerca de la salud, una que no comencé a plantearme hasta que pasaba los treinta años, mucho después de haberme convertido en médico: ¿por qué nos enfermamos? ¿La naturaleza se olvidó de nosotros? Envolví a mis hijos con los brazos y respondí: «Los humanos no se enferman porque la naturaleza se olvidó de nosotros. Nos enfermamos porque los humanos se olvidaron de la naturaleza».

¿Por qué la gente se enferma? La respuesta a esta pregunta creó un cambio profundo en mi manera de ver a la medicina y tratar a los pacientes. Fui a la escuela de medicina para aprender cómo se ven las células sanas y cómo detectar las que están enfermas. Aprendí cómo funciona el cuerpo y las formas en que un buen historial médico, las revisiones y pruebas de laboratorio pueden revelar y confirmar dónde y cuáles son los problemas. Pronto pude identificar por su nombre las diferentes enfermedades y prescribir un plan de tratamiento para cada una. Me abstraje tanto estudiando el *cómo* que olvidé preguntar el *porqué*.

todas partes. No sabía exactamente qué buscaba o dónde encontrarlo, así que seguí probando cosas diferentes. Mi búsqueda me llevó por todo el mundo. Descubrí que necesitaba repensar la medicina moderna en el contexto de la curación y que parte de eso significaba abrir mi mente para aprender de los sistemas antiguos. Encontré nuevas herramientas en diferentes lugares y finalmente entendí con exactitud por qué me enfermé y, lo que es más importante, qué tenía que hacer al respecto. El momento crucial en mi salud llegó cuando descubrí los conceptos y prácticas de la detoxificación. Después de completar un programa de detoxificación bien diseñado, no sólo pude deshacerme de todos mis síntomas, sino que también me sentía y parecía diez años más joven. Mi cuerpo había restaurado su funcionamiento óptimo. Para decirlo pronto, había rejuvenecido. Después de este descubrimiento, nunca he dejado de buscar otras herramientas de sanación, tanto nuevas como antiguas. Mi misión sigue siendo la misma: ayudar a las personas a comprender mejor la capacidad natural del cuerpo para sanarse. He encontrado que, de hecho, hay un principio subyacente común en todas las prácticas curativas comprobadas: estos métodos ayudan al cuerpo humano a alinearse mejor con la naturaleza. La increíble inteligencia de la naturaleza está inscrita en todos los organismos vivos, y respetar sus reglas tiene como consecuencia una salud vibrante. Los animales que viven en los lugares que la naturaleza diseñó para ellos y comen lo que la naturaleza diseñó que comieran rara vez contraen enfermedades crónicas. En libertad, los osos no se deprimen, los caimanes no tienen diabetes, las águilas no tienen cáncer. Somos la única especie en el planeta que no se encuentra bien la mayor parte del tiempo.

Escribí *El Método CLEAN7* para compartir las respuestas que encontré al preguntar por qué tantos de nosotros estamos enfermos, y que romper las leyes de la naturaleza es la raíz de la epidemia actual de enfermedades crónicas. Este libro te enseñará a usar algunas de las herramientas de sanación más potentes del mundo para eliminar tus propias enfermedades y síntomas crónicos, y vivir por fin la vida que debes. Estas herramientas ya han mejorado la vida de millones de pacientes en todo el mundo durante milenios. Mi objetivo al escribir estas páginas es hacer que esta transformación de salud esté más al alcance y sea más fácil de implementar que nunca.

No importa si recién comienzas tu camino para ser más saludable o vas muy por delante; los principios y prácticas de este libro pueden llevarte al siguiente nivel y ayudarte a permanecer allí a la larga.

Si has tenido una vida ocupada y tu salud ha quedado en un segundo plano, esta es la manera perfecta de comenzar. Eliminaré cualquier confusión que hayas sentido al explorar el complejo mundo de las opciones y programas de estilo de vida disponibles en la actualidad. Con El Método CLEAN7, esto ya no tiene que ser el caso. Este programa de siete días es fácil de utilizar e increíblemente efectivo. Los alimentos para comer, los suplementos por tomar, las prácticas y el protocolo necesarios para implementar este programa que cambia la vida se detallan día por día y hora por hora. Te guiaré de la mano en este viaje de salud y me aseguraré de que alcances tus metas deseadas. Ya sea que estés luchando con tu peso, tu estado de ánimo, tu energía, síntomas leves o crónicos, te prometo que al final de los siete días este programa cambiará tu perspectiva sobre lo que es posible para ti. Te sentirás mejor de lo que te has sentido en mucho tiempo, y aprenderás herramientas para mantener una salud duradera de por vida.

Si eres un profesional, o ya has encontrado un estilo de vida nexiones nerviosas por medio de movimientos físicos, el programa El Método CLEAN7 aportará equilibrio fisiológico al activar y recalibrar tu química interna, moviendo nutrientes, antioxidantes y plantas adaptógenas ayurvédicas por tu sangre.

De la medicina funcional, he tomado la ciencia que aborda la sobrecarga de toxicidad. En pocas palabras, este campo ha estudiado las formas en que el cuerpo se daña a causa de la peligrosa cantidad de toxinas a las que nos vemos expuestos en la vida cotidiana. Detallaré los productos químicos a los que te expones, cómo eliminarlos de tu dieta y vida y, en última instancia, cómo apoyar nutricionalmente los procesos de detoxificación de tu cuerpo para empoderar a tus células y órganos para que hagan su trabajo de detoxificar.

Con la medicina ayurvédica, apelé a un antiguo sistema de sanación que considera la detoxificación como el comienzo necesario para cualquier plan curativo. El Ayurveda ha demostrado poseer recursos efectivos para revertir la enfermedad, así como para activar y acelerar el rejuvenecimiento celular. Una de las poderosas herramientas del Ayurveda es identificar tu constitución o tipo corporal, lo que se conoce como tu *dosha*, como una forma de personalizar tu proceso sanativo. Esto te guía para evitar alimentos que ralentizan la capacidad de tu cuerpo para detoxificarse y repararse. Siguiendo también los principios de la medicina ayurvédica, aporto hierbas ayurvédicas no sólo para proporcionar nutrientes y antioxidantes increíblemente biodisponibles, sino también para turbocargar energéticamente los procesos de detoxificación y sanación.

De la investigación sobre el ayuno intermitente, El Método CLEAN7 toma prestado el entendimiento para recrear las condiciones internas en las que nuestros genes cambian su trabajo de activar mecanismos de adaptación y supervivencia, a uno de generar vitalidad y equilibrio. Esto, a su vez, significa cambios hormonales y metabólicos vitales que te ayudan a restaurar la función óptima y reparar el cuerpo.

El efecto es un cambio radical en la forma en que te ves y sientes. En sólo siete días, romperás la «parálisis del bienestar» en la que tantos caemos. Defino esto como el estado de confusión que muchos de mis pacientes experimentan debido al exceso de información sobre salud y bienestar a su alcance. La fluctuante narrativa cultural sobre qué, cuánto y cuándo comer crea incertidumbre, y muchos quedan imposibilitados para dar el primer paso, el más importante, hacia un estilo de vida saludable. Escribí este libro para cerrar esta brecha y ofrecer un programa corto y sencillo que es fácil de seguir. Todo lo que necesitas saber está en estas páginas y dentro de una semana no sólo te sentirás increíble, te verás mejor y tendrás mayor agudeza mental, sino que también poseerás una mejor comprensión de qué alimentos te funcionan mejor y cuáles obran en tu contra. Y descubrirás esto por tu cuenta, sin costosas y a menudo inexactas pruebas de alergia a algún alimento. El Método CLEAN7 es el salto de salud que esperabas.

Imagina a una persona que no se ha bañado en años. La suciedad y el sudor se han combinado para encerrar la piel, sin dejarla respirar. El olor se extiende unos metros alrededor, no hay forma de evitarlo. Dado que se ha acumulado lentamente durante años, esa persona probablemente está tan acostumbrada que ya no le molesta. Almacena más mugre en esas uñas que no se ha cortado en mucho tiempo. El cabello crecido está grasoso y enredado. Ni siquiera le queda un recuerdo de cómo se ve o se siente estar limpio.

Ahora imagina que esta persona se da una ducha tibia, seguida de un baño de tina largo y caliente, embebido de sales aromáticas y jabones, aceites y exfoliantes. Después de eso, recibe un lavado de cabello, cepillado y recorte. Y luego, manicura y pedicura. ¿Cómo se sentiría y se vería esa persona? Esto es lo que El Método CLEAN7 puede hacer por tus células, y así es como ellas, más limpias, te harán sentir, y verte.

Para aquellos que ya se encuentran en camino a mejorar su salud, he diseñado este programa para que les sirva como compañero, uno que pueda evolucionar con ustedes y ayudarles en esa búsqueda. No importa si sigues un estilo de vida vegetariano, vegano, paleo, keto o macrobiótico, El Método CLEAN7 mejorará la capacidad de detoxificación de tu cuerpo y hará que todo lo que ya haces funcione mejor.

Creo que es crucial para todos aprender sobre las capacidades de detoxificación de nuestro cuerpo. El Método CLEAN7 proporciona este conocimiento al compartir las herramientas que te servirán para el resto de tu vida. El libro es la culminación de más de treinta años de aprendizaje, práctica e investigación. Como muchos médicos, estaba «ciego a la detoxificación». Las pocas veces que escuché algo al respecto, pensé que era una tendencia *new age*, que no había ciencia real detrás de ello. Más tarde, buscando desesperadamente soluciones a mis propios problemas de salud, las encontré en la detoxificación. En ese momento mucha gente famosa hablaba al respecto, lo que provocó una ola de críticas y etiquetó cualquier cosa relacionada con el tema como una «moda de celebridades». Esto ha evitado que innumerables personas con enfermedades crónicas se beneficien de la revolución de la detoxificación. Quiero aclarar el asunto.

EN GRAN MEDIDA, los ataques a la reputación de la detoxificación provienen de una cultura que no está dispuesta a reconocer el grado en que las toxinas en el aire, el agua y en los alimentos están afectando nuestra salud. Una amplia mayoría de quienes trabajan en la medicina convencional no han estudiado la investigación ni visto de primera mano los resultados que pueden lograrse al ayudar a los sistemas de detoxificación del cuerpo. Su creencia es que la toxicidad y nuestra exposición a ella han sido exageradas por un montón de curanderos alternativos que simplemente intentan ganar dinero. Y como con la mayoría de las profesiones, siempre hay algunas manzanas podridas. Dicho esto, la mayoría de mis colegas que usan programas de detoxificación como pilares de su práctica son médicos dedicados, responsables y brillantes cuyo objetivo primario y misión son ayudar a los pacientes a sanar. Estamos en la primera línea, viendo a pacientes que sufren, en busca de respuestas. Hemos visto, estudiado y probado los resultados de programas de detoxificación manejados por médicos. Sabemos que pueden revertir y prevenir una amplia cantidad de síntomas y enfermedades.

Personalmente, después de experimentar sus poderosos resultados, estudiar el tema en profundidad y guiar a miles de personas a lo largo de programas de detoxificación, estoy totalmente convencido de que estos son un instrumento de curación potente y cada vez más necesario para las personas de todo el planeta. Dicho esto, un programa de detoxificación por sí solo no resolverá los problemas. Lo que haces con él marca toda la diferencia. Si en nuestro ejemplo anterior, dicha persona por fin se baña y arregla después de mucho tiempo de estar sucia y vuelve a quedar exactamente igual que antes, la suciedad y todas sus consecuencias regresarán pronto. Pero después de sentirse *tan bien*, nadie querría retroceder. Esta es mi esperanza cuando haces el programa El Método CLEAN7. Como mínimo, puede ser una ducha de detoxificación que haces de cuando en cuando para dejar de sentirte mal constantemente de una vez. En el mejor de los casos, puedes transformar totalmente tu salud de modo que nunca vuelvas a acordarte de tu molesta vida pasada, llena de síntomas. La detoxificación tardará un tiempo en convertirse en algo habitual por lo que la mayoría de los médicos guiarán periódicamente a sus pacientes. Hay muchas opiniones e instituciones que juegan un papel en cómo y cuándo tales cambios de paradigma se convierten en el uso corriente. Hay grandes intereses financieros que quieren que las cosas permanezcan igual. Sin embargo, hay ideas y prácticas que han sobrevivido durante miles de años, y aparecen en oleadas a lo largo de generaciones. No hay nada más fuerte que una idea cuyo momento ha llegado, nuevamente. La ola de la detoxificación está creciendo, y por una buena razón. Es hora de que surfees la ola de la detoxificación sin esperar la aprobación institucional oficial de un cambio de conciencia que ya está barriendo el planeta.

FDA versus M.O.D.A

Durante mi entrenamiento médico, me enseñaron a seguir los tratamientos aprobados por la Administración de Alimentos y Medicamentos de Estados Unidos (Food and Drug Administration, FDA). Varios conjuntos de acuerdos y aprobaciones de organizaciones académicas y gubernamentales, incluida la FDA, regulan profusamente la práctica médica estándar y las implicaciones legales de tratar pacientes. Esto es importante porque muchos tratamientos de la medicina moderna son riesgosos, en especial cuando se usan de manera incorrecta, pero incluso cuando se prescriben correctamente. El problema es que más tarde las personas se confunden entre lo que está aprobado médicamente, lo que está científicamente comprobado, lo que es práctica médica estándar, y a lo cual se ha dado la atención equivocada a la luz de resultados de investigaciones recientes. Muchas personas siguen ciertas instrucciones simplemente porque se presentan como resultado de la última investigación médica. El término *investigación médica* se utiliza para referirse a diferentes cosas, desde experimentos de tipo doble ciego controlados con placebos que pasan por la revisión de otros especialistas, hasta alguien que sólo reúne información para explicar una teoría. Además, no todo lo que la comunidad médica aconseja es correcto, incluso si ha sido respaldado por investigaciones y aprobado por la FDA. Y a menudo, lo que se convierte en el consenso cambia con el paso del tiempo, lo que lleva a formas completamente nuevas de hacer las cosas. Muchas tendencias se basan en investigaciones, pero muchas no, e incluso ideas incorrectas encuentran sustento en la investigación. Pasa todo el tiempo. A veces sucede porque los resultados de la investigación fueron manipulados o porque el estudio no fue diseñado o interpretado adecuadamente. Y así, una montaña rusa de descubrimientos, resultados de pruebas, tendencias y modas cambian industrias enteras. Peor aún, establecen lo que se percibe como práctica médica estándar.

Cuando los médicos generan una noticia, gana fuerza rápidamente. A veces persiste incluso cuando se refuta. Sólo piensa en lo que sucedió en Estados Unidos durante más o menos los últimos cincuenta años con respecto a las grasas y los carbohidratos. Primero, comenzamos una guerra contra los carbohidratos. En los estantes de cada supermercado aparecieron versiones bajas en carbohidratos de todo. Los carbohidratos se convirtieron en el enemigo mortal, incluso en un tabú social. Pero después de una década decidimos que era el enemigo equivocado y que la grasa se convirtió en el malo. Los fabricantes de alimentos cambiaron rápidamente de rumbo. Nadie habló más de los carbohidratos bajos, ya que los productos sin grasa y bajos en grasa invadieron los estantes de los supermercados. ¡Vaya, cómo han cambiado las cosas (de nuevo)! Estados Unidos se está enamorando de la grasa. De hecho, estamos en una «luna de miel» con ella. Comer grasa parece ser ahora la solución para todos los problemas. Las dietas amantes de la grasa, como Atkins, paleo y keto, disfrutan de una renovada promoción en la conciencia pública. Sin embargo, muchos médicos de la vieja escuela siguen hablando de la grasa como el enemigo, independientemente de si es grasa vegetal o animal, una grasa «buena» o una grasa «mala». Y por eso es vital para los médicos y profesionales de la medicina mantener una mente abierta mientras continúan investigando formas de ayudar a aliviar los problemas planteados por los pacientes. Continúan aprendiendo más cada día, y muy a menudo este conocimiento se recupera del pasado.

El oxímoron de una «moda antigua»

Los conceptos y prácticas en torno a la detoxificación no son nuevos; de hecho, tienen miles de años. Sistemas médicos enteros se construyeron en torno a la detoxificación como uno de los principales pilares de la salud y la longevidad, mucho antes del tsunami de toxinas que nos ahoga hoy. Estos antiguos sistemas, como la medicina ayurvédica y la china, han probado ser increíblemente efectivos durante siglos. No hay nada «de corta duración», como indica la definición de la palabra *moda*, en cuanto a la detoxificación. En broma, es quizá el estudio clínico más largo del mundo. En serio, si bien la medicina moderna tiene todo el conocimiento de los diferentes procesos de detoxificación desde un punto de vista celular y molecular, no fue hasta que la medicina funcional combinó el conocimiento antiguo con la ciencia moderna que la conexión entre las disfunciones de los sistemas de detoxificación y los problemas de salud crónicos resultantes se apreció claramente. Mis colegas y yo pronto descubrimos que los programas de detoxificación eran la mejor herramienta disponible para tratar con éxito muchas de las dolencias causadas por la sobrecarga de toxinas que experimentamos. Los resultados han sido asombrosos y la detoxificación ha impactado positivamente la salud y la vida de millones de personas.

¿Qué significa «detoxificación»?

Nunca escuché el uso de la palabra *detoxificación* en la escuela de Medicina fuera del tema de las adicciones. Alcohólicos y adictos a otras drogas eran enviados a programas de desintoxicación. La *toxicidad* se usaba sólo como sinónimo de *envenenamiento*, y aprendimos sobre ella cuando estudiamos ciertos químicos peligrosos, así como venenos de animales y plantas a los que la población local podría verse accidentalmente expuesta. En otras palabras, aprendimos sobre los problemas que podrían aparecer en nuestras salas de emergencia.

Por supuesto, estudiamos en detalle los diferentes órganos involucrados en la detoxificación y sus funciones, pero nunca hablamos de toxicidad y de los programas de detoxificación como algo que de manera regular debiéramos considerar, evaluar su necesidad y ayudar a las personas a llevarlos a cabo. Nuestros profesores hablaban de las toxinas endógenas, es decir, generadas en el cuerpo, como productos de desecho tóxicos del metabolismo celular. Muchos de estos sólo se detectan cuando su acumulación en la sangre se vuelve extrema y, por tanto, se necesitan medidas extremas para tratarla. Por ejemplo, la función renal se mide analizando los niveles sanguíneos de creatinina, un producto de desecho de la descomposición muscular continua en nuestros cuerpos. La creatinina comienza a acumularse de manera anormal sólo después de que ambos riñones fallan en más del 80 %, lo que a menudo es demasiado tarde para revertir la condición crónica que causó la falla de dichos órganos. La diálisis, tan extrema como es, hace el trabajo de los riñones y mantiene vivas a las personas. Como estudiantes, también aprendimos sobre las toxinas exógenas, es decir, que provienen del exterior, también conocidas como xenobióticos, sustancias ajenas al cuerpo y que actúan como contaminantes o venenos. Pero nunca consideramos o hablamos sobre todos los químicos que consumimos a diario en los alimentos como toxinas exógenas. Veíamos todo sólo como comida. Entonces, cuando los practicantes de medicina funcional mencionamos la detoxificación, no estamos inventando la ciencia médica. La verdad es que entender el concepto de «programa de detoxificación» es sólo una cuestión de ver lo que ya sabemos desde una perspectiva diferente.

¿Necesitamos detoxificarnos?

Nuestro estilo de vida moderno y cómodo estresa nuestros cuerpos y, en diferentes grados, todos sufrimos las consecuencias. El cuerpo de casi nadie funciona ya de manera óptima. La mayoría tenemos problemas de salud, ya sean síntomas menores como dolores de cabeza, inflamación, mal aliento, estreñimiento, dificultad para dormir, adelgazamiento del cabello, uñas quebradizas, piel hinchada, mala digestión, acidez, molestias y dolores persistentes, o enfermedades más crónicas tales como diabetes, cáncer, padecimientos autoinmunes, males cardiacos y depresión. Los síntomas menores a menudo no representan nada lo suficientemente aterrador como para justificar ver a un médico. E incluso si lo hacemos, la mayoría de ellos no buscan las causas fundamentales de nuestros síntomas. Terminamos tomando medicamentos de venta libre y continuamos con nuestra vida ocupada. En el caso de problemas crónicos, vamos al médico y la mayoría de las veces obtenemos una pastilla recetada para cada enfermedad o nos sometemos a cirugía. A medida que las estadísticas sobre enfermedades continúan aumentando en cualquier ámbito, los médicos de todo el mundo se rascan la cabeza. ¿Cómo llegamos aquí? Hacen aquello para lo que están capacitados: combatir las enfermedades, un problema a la vez. Como individuos y como pacientes, nuestras opciones colectivas parecen limitadas: tomar píldoras para enmascarar los síntomas, ignorar las causas subyacentes, cortar partes de tu cuerpo, o sufrir. A pesar de este embate de mala salud, la mayoría no estamos adoptando un enfoque preventivo y menos aún buscamos una aproximación natural. Este se ha vuelto el destino de nuestros cuerpos en el mundo de hoy. Vivimos con ansiedad. Vivimos con diabetes. Vivimos con síndrome del intestino irritable. Así no es como debe ser. Esto no es natural.

En la introducción hablé sobre el hecho de que los animales que viven en el entorno natural no se enferman crónicamente. Los elefantes no andan por ahí con una serie de síntomas persistentes como dolores de cabeza o estreñimiento. ¿Qué tiene la vida humana que es tan antinatural? Es difícil responder a esta pregunta desde cualquier perspectiva, porque damos por sentada la vida tal como es hoy. Explicamos la diferencia en nuestro estilo de vida con respecto a los animales en el contexto de la modernización. Estamos agradecidos de no vivir en el exterior, tener que escapar de los tigres y buscar comida constantemente. La forma en que vivimos es todo lo que realmente sabemos. Es nuestra «normalidad» y no la cuestionamos. Las culturas primitivas que han sobrevivido a la revolución moderna viven mucho más en sintonía con la naturaleza, pero ordinariamente pensamos en ellas como fragmentos perdurables no evolucionados de historia superada hace mucho. Afortunadamente, los científicos han prestado más atención después de notar que estas culturas primitivas, si permanecen aisladas, no sufren muchos de los problemas que tenemos en las sociedades industrializadas modernas.

Nos engaña el hecho de que hasta hace poco vivíamos más que la generación previa. «Debemos estar haciendo algo bien, de ser ese el caso», argumentan muchos. Pero parece que las generaciones más recientes comenzarán a vivir vidas más cortas que las de sus padres. Hemos creado un mundo en el que estamos constantemente bombardeados por toxinas. Estas sustancias no naturales nos rodean e ingresan a nuestros cuerpos con el aire que respiramos, el agua que bebemos y los alimentos que consumimos. El problema es que nuestros cuerpos no pueden seguirle el paso a la demanda anormalmente alta de hoy en día de un proceso constante de detoxificación, necesario para mantener una función óptima. Además de las cantidades anormalmente altas de toxinas, en un momento en que la detoxificación debería ser aún más eficiente, la falta de nutrientes necesarios ralentiza y bloquea muchas de las vías para llevar a cabo ese proceso. La buena noticia es que nuestros cuerpos están construidos con la capacidad de combatir estas sustancias y podemos ayudar a los procesos naturales de detoxificación del cuerpo. De esto se trata El Método CLEAN7.

Con toda la información disponible hoy, ¿por qué no hemos descubierto cómo vivir vidas realmente saludables y vibrantes? Ya es hora de que todos nos pongamos al día sobre qué es en verdad la detoxificación y por qué es importante. Es imperioso aprender a apoyar a nuestros órganos y sistemas de detoxificación, así como minimizar la exposición a las toxinas para que en el futuro no tengamos que hacer periódicamente «programas de detoxificación». No obstante, tal como es hoy la vida, los programas de detoxificación pueden ser la diferencia entre una salud vibrante y una acumulación gradual de síntomas menores que con el tiempo configuran una enfermedad, o muchas, que te apartarán de la vida que deseas. El Método CLEAN7 es el programa que yo necesitaba cuando consideraba tomar siete medicamentos varias veces al día tan sólo para funcionar.

Las malas noticias

No es mi intención asustarte cuando leas los siguientes párrafos, pero el miedo es inevitable. Lo que voy a decir se menciona por todas partes en las noticias, y lo más probable es que hayas escuchado mucho al respecto en diferentes lugares. Pero cuando lo escuchas todo de golpe, es feo. Mi trabajo no estaría completo si endulzara este relato. Necesitas conocer el panorama general, y cuando lo hagas, te asustarás. Sin embargo, prometo ayudarte a transformar esa sensación en un plan de acción que no sólo te quitará el miedo, sino que también te permitirá escapar del inevitable sufrimiento que viene de ignorar lo que estoy a punto de decirte.

Si vives en una casa estadounidense típica, incluso si duermes unas buenas ocho horas por la noche, tu cuerpo probablemente esté trabajando duro, defendiéndose de sustancias químicas tóxicas en las que simplemente no piensas y de las que nunca oíste hablar. Lo más probable es que tu colchón contenga retardantes de fuego y otros químicos. En la medida en que tus sábanas, fundas de almohadas y pijamas se han frotado contra tu piel, también lo han hecho los residuos de detergentes, suavizantes y aromatizantes con los que los lavaste. Te levantas de la cama y caminas con los pies descalzos por tu piso de madera o las suaves alfombras. Es probable que estén liberando gases de benceno, 4-fenilciclohexano (4-PCH), utilizado para hacer el forro de la alfombra, o el solvente percloroetileno (PERC), todos carcinógenos conocidos. En el baño, te salpicas agua en la cara o te metes debajo de la ducha. Casi toda el agua de consumo público contiene todo tipo de productos químicos tóxicos no deseados y fortuitos, así como algunos previstos: trihalometanos (THM) como el cloroformo, el cloro y el plomo, y casi todos los medicamentos que puedas imaginar, incluidos antidepresivos, contra la disfunción eréctil, antiinflamatorios y antibióticos. Luego exprimes un poco de pasta en el cepillo de dientes, y con ella, laurilsulfato de sodio (SLS), un agente espumante; triclosán, un antibacterial; y el endulzante artificial aspartame. Si usas maquillaje, tu humectante, base, sombra de ojos, rímel, delineador de ojos y lápiz labial probablemente estén cargados de moléculas como parabenos y ftalatos, los cuales son interruptores endocrinos. No quieres molestar a otros en el trabajo, por lo que impregnas tus axilas con desodorante seguramente lleno de aluminio; propilenglicol

(¡una forma de alcohol utilizada en anticongelantes!); trietanolamina (TEA), que se produce al mezclar amoniaco con etileno; y dietanolamina (DEA), perteneciente a la lista de sustancias peligrosas porque es corrosiva.

Tu parte favorita del día está a punto de comenzar, y ya estás salivando. Tocino, huevos, cereal con leche, fruta y café. Desayuno, mmm. Mientras todo llena tu barriga, se convierte en una especie de licuado. Si compras alimentos procesados, será un batido tóxico lleno de nitratos, eritorbato de sodio, nitrosaminas, arsénico, antibióticos, pesticidas organoclorados, glifosato, butilhidroxianisol (BHA), butilhidroxitolueno (BHT), el pesticida DDT (sí, todavía sigue en el medio ambiente), antimonio, carbaril (otro pesticida), ocratoxina A (una micotoxina producida por ciertos hongos), bisfenol A (BPA), acrilamidas (sustancias químicas potencialmente tóxicas y posiblemente cancerígenas), hormona de crecimiento bovino (rBGH), perclorato (un químico natural y fabricado que es un conocido interruptor hormonal) y antibióticos.

Antes de comenzar a trabajar ya te has expuesto a cientos, si no es que miles de sustancias químicas que, por sí solas o en combinación, se sabe que causan todo tipo de síntomas y están relacionadas con enfermedades crónicas. Y este es tu espacio seguro, tu hogar. Una vez que ingresas a tu lugar de trabajo, un nuevo tsunami de químicos tóxicos te envuelve en pequeñas y grandes olas durante todo el día. Hasta que vuelves a casa, donde todo comienza de nuevo. Ningún otro animal está expuesto a este constante aluvión de agresiones, excepto nuestros animales domésticos. Viven en nuestra casa y comen productos que se tienen por alimento, al igual que nosotros, y también se enferman como nosotros: perros y gatos pueden desarrollar diabetes, cáncer, alergias y obesidad, las mismas enfermedades crónicas que padecemos. Cuando están enfermos, humanos y animales domésticos por igual ingieren analgésicos, antidepresivos, descongestionantes, antiinflamatorios y antibióticos, todos los cuales suponen otra enorme afrenta a nuestra biología. Los ingredientes activos de los medicamentos salvan las vidas de muchos, pero esto no es lo único que tragas con las píldoras, también cargadas de rellenos, excipientes, colorantes y muchos otros químicos potencialmente tóxicos, utilizados para dar forma, dureza, color, solubilidad e incluso sabor. Recientemente fui instruido por los fundadores de Genexa, una compañía que fabrica medicamentos de venta libre *sin* químicos tóxicos, sólo los ingredientes activos y, cuando es necesario, componentes orgánicos no tóxicos. Todavía estoy sorprendido por la cantidad y variedad de químicos tóxicos que supe que se encuentran en nuestros medicamentos. Esta información aún no se difunde ampliamente, pero el tema ya no es un secreto. En especial cuando se trata de mis hijos, esto puede ser muy atemorizante. La marca más famosa de acetaminofén, que usan para la fiebre todos los padres que conozco, contiene muchísimos ingredientes potencialmente tóxicos, varios de los cuales están asociados con alergias y otros efectos tóxicos. Algunos de estos son jarabe de maíz de alta fructosa, FD&C rojo número 40, laca de aluminio, hipromelosa, estearato de magnesio, carboximetilcelulosa, propilenglicol y sucralosa. Compara esto con la lista de ingredientes de Genexa para el acetaminofén: acetaminofén, agave orgánico, sabor orgánico y conservador orgánico de cítricos. ¿Cuál usarías para tus hijos? Encontrarás más información en www.genexa.com.

El efecto acumulativo

El aire que respiramos, el agua que bebemos y en la que nos bañamos, los cosméticos y los productos corporales que utilizamos, los detergentes con los que limpiamos todo, los medicamentos que tomamos, los utensilios de cocina y principalmente los alimentos que comemos, están cargados de sustancias tóxicas que, solas o en combinación, causan todo tipo de disfunciones que conducen a síntomas crónicos. Con el tiempo, estos síntomas se convierten en enfermedades de pleno, muchas de ellas mortales, pero incluso en el mejor de los casos, te roban el estado de tranquilidad, bienestar, vitalidad y felicidad que es tu derecho de nacimiento.

Lo sé, es malo. Esto está científicamente probado, es algo serio. Las toxinas y la toxicidad no son sólo palabras vagas que usan los charlatanes para asustar a la gente. Los Compuestos Orgánicos Persistentes (COP) son moléculas reales, y exponerse a ellas produce disfunción y desequilibrio en el cuerpo, y lleva a enfermar. Además del aluvión tóxico al que se ve sometido el cuerpo humano día tras día, sin saberlo estamos disminuyendo la velocidad e interfiriendo con su biotransformación, la actividad celular que transforma una molécula tóxica en una no tóxica dentro de los órganos y sistemas de detoxificación. En el mundo en que vivimos, necesitamos que estos sistemas funcionen de manera efectiva y a la máxima velocidad, ahora más que nunca. A pesar de esto, le ponemos obstáculos al cuerpo y no le proporcionamos lo que necesita para hacer lo que sabe, y de hecho está desesperado por hacerlo. Y mientras nuestros sistemas de detoxificación no reciban apoyo, las toxinas se acumularán, el cuerpo intentará adaptarse y defenderse, y todo se verá desequilibrado. La toxicidad global es el fenómeno más antinatural; interfiere con la inteligencia organizadora de la naturaleza y es la razón de que muchos enfermemos.

Las buenas noticias

Tu cuerpo ya sabe cómo deshacerse de las toxinas y cómo reparar el daño que podrían haber causado. Lo que *no* es cierto es que nuestros cuerpos siempre pueden hacer ese trabajo de manera efectiva. Una sobrecarga de toxinas y la falta de nutrientes esenciales para la detoxificación pueden interferir con las complejas reacciones químicas necesarias para hacer inofensivas y solubles en agua las toxinas endógenas y exógenas, de modo que puedan eliminarse mediante la respiración, el sudor, la orina y las heces. La digestión, la inflamación, las alergias, las sensibilidades, los desequilibrios hormonales y la falta de sueño también desvían o roban energía a nuestros sistemas de detoxificación.

Una vez que comencemos a abordar estos problemas al apoyar los sistemas de detoxificación, las reacciones químicas de biotransformación de las toxinas ocurrirán de manera efectiva. Tus células hepáticas y otras identificarán las moléculas que causan problemas y trabajarán en ellas por medio de una serie de reacciones enzimáticas como la sulfatación, la metilación, la glucuronidación y otras. Cuando se crean las condiciones adecuadas, todo funciona como un reloj, con el resultado de que la toxicidad puede contenerse y reducirse lo suficiente como para lograr una salud vibrante.

La detoxificación no es una moda pasajera. Es real. Es el pilar fundamental de algunos de los sistemas médicos más antiguos y durante milenios ha demostrado ser beneficiosa. Ahora la entendemos mejor que nunca desde un punto de vista médico, biológico, bioquímico y fisiológico, y gracias a la medicina funcional podemos pensar en ella desde una perspectiva de sistemas. Ahora también la entendemos mejor desde un punto de vista psicológico, emocional y espiritual gracias a esos antiguos sistemas médicos, como el Ayurveda. Más aún, ahora sabemos cómo acelerar y fortalecer los procesos de detoxificación por medio de otra práctica también milenaria, pero que se había dejado de lado hasta hace poco debido a la falta de comprensión científica de la misma. Me refiero al ayuno intermitente.

En los siguientes capítulos explicaré los principios en que se basa el programa El Método CLEAN7 y cómo aprendí sobre ellos. Luego te guiaré día a día acerca de cómo completar el programa. Por último, explicaré qué hacer después de que termines el programa semanal y cómo puedes usar El Método CLEAN7 como una herramienta poderosa para recuperar y mantener tu bienestar, la que evolucionará contigo en el futuro.

Las herramientas que componen el programa El Método CLEAN7 han sido utilizadas independientemente por muchos, pero nunca antes se habían combinado en un programa fácil de seguir. El resultado es un impulso sinérgico que potencia lo que puedes lograr a niveles que hacen que los resultados sean mucho más profundos y rápidos. No hay límites a lo que la naturaleza puede hacer; éstos sólo están en nuestro entendimiento, que guía lo que hacemos. A mayor alineación con la naturaleza, más se desata su poder, siendo la sanación uno de esos poderes, el que permanece en parte oculto a nuestro entendimiento. El próximo capítulo te proporcionará cierta comprensión intelectual de cómo funciona todo, pero hacer el programa te dará la experiencia celular de cómo se siente que la naturaleza despliegue toda su inteligencia, sin obstáculos y a toda velocidad, de la forma en que ella lo diseñó y pretendía que fuera.

Mucha gente piensa en la medicina como ciencia. Algunos, como arte. Yo la pienso como restauración artística, con el paciente como arte y la naturaleza como artista. Al restaurar una obra de arte, es importante saber sobre el medio, la técnica, las pinturas y los pinceles utilizados para crear el arte, e incluso preguntarte: ¿qué haría el artista?

Cuando practico la medicina, a menudo me pregunto: ¿qué haría la naturaleza? El Método CLEAN7 es el perfecto kit de inicio de la restauración, completo con el medio, las técnicas, los pinceles y las pinturas que el artista, la naturaleza, previó.

2

El Método CLEAN7: Los tres pilares

Desde que puedo recordar quise ser médico. Cuando era niño, y los adultos nos preguntaban a mis amigos y a mí qué queríamos ser de mayores, mis amigos decían que astronauta, bombero, inventor y vaquero. Yo, doctor. No tenía dudas. Ya estaba en mi sangre.

Pilar 1: La medicina funcional

Al principio de mi paso por la facultad de Medicina en Montevideo, Uruguay, conocí a un notable doctor, Roberto Canessa, quien pronto se convertiría en mi mentor. Es un cardiólogo tradicional con una historia única. Cuando era adolescente, el avión que transportaba al equipo de rugby de su escuela se estrelló en las montañas de los Andes y, después de una búsqueda intensa pero infructuosa, los jóvenes fueron dados por muertos. De las cuarenta personas a bordo, sólo dieciséis sobrevivieron.

Durante más de dos meses estuvieron atrapados dentro del fuselaje, parcialmente bajo la nieve a temperaturas congelantes y sepultados a veces por avalanchas. Para sobrevivir, se vieron obligados a comer los cuerpos de sus amigos muertos. Roberto y otro jugador del equipo, Fernando Parrado, decidieron no esperar más a un equipo de rescate y cruzaron a pie las montañas en las condiciones más duras hasta llegar a la civilización en Chile: les contaron a los militares sobre el resto de los sobrevivientes y dónde encontrarlos. Cuando la fuerza de rescate llegó y salvó al resto de los jugadores de rugby, los rescatistas no podían creer que Roberto y Fernando, a pesar de no tener equipo y ya macilentos tras dos meses de muy poca comida y penurias, hubieran llegado al otro lado de la montaña. Esta historia está bellamente contada en un libro llamado *¡Viven!: El triunfo del espíritu humano*, y su relato personal en su libro *Tenía que sobrevivir*. Roberto tiene esta increíble fuerza de vida y un sentido de que nada es imposible. Cuando vi cómo afectó esto su forma de practicar la medicina, me sentí inspirado e infundido del mismo sentido de que todo es posible, y nunca me abandonó. También fue la persona que me convenció de ir a Nueva York a estudiar cardiología después de graduarme de la escuela de medicina en 1990.

Durante mis años de entrenamiento en el Downtown Hospital de la Universidad de Nueva York y el hospital Lenox Hill en Manhattan, aprendí a aplicar todo lo que había aprendido en la escuela de Medicina para diagnosticar y atender pacientes. Nos enseñaron a pensar en las diferentes partes del cuerpo por separado y a hacer preguntas que nos dirigieran a donde podría estar la parte problemática. Los síntomas se agrupaban en síndromes y luego en enfermedades. Se ordenaban pruebas de laboratorio para confirmar o descartar los diferentes diagnósticos posibles, y una vez confirmados, nos enseñaron con qué medicamentos tratar el problema para mejorar los síntomas del paciente. El tratamiento consistía en cortar las partes enfermas mediante cirugía y reconstruir lo que quedara para que pudiera funcionar lo mejor posible, o cambiar la química con medicamentos para que las personas se sintieran mejor al atenuar o silenciar completamente los síntomas. El horario era agotador, con largas horas de trabajo y muchas noches de guardia.

No había tiempo ni razón para cuestionar nada. Hasta que me enfermé. Enfermo de verdad. Hasta el punto en que ni siquiera podía funcionar. Busqué ayuda y encontré a los mejores médicos al alcance. La falta de sueño, el estrés, la comida chatarra, todo jugó un papel importante en mi repentina lucha contra la depresión, las alergias y el síndrome del intestino irritable. Antes de darme cuenta, estaba tomando siete diferentes pastillas recetadas y me sentía más miserable que nunca. Este fue un periodo crucial en mi vida. Por primera vez me resultaron claros los límites de la medicina moderna. Entendí intuitivamente que lo que experimentaba no era natural o normal, y que necesitaba ayuda. Al mismo tiempo, sabía que pasar el resto de mi vida con medicamentos no iba a funcionar. Empecé a ver que no estaba solo en esto y que muchos sufríamos lo que parecía resultado directo de vivir simplemente en nuestro mundo moderno. Tomé las habilidades que había aprendido como médico y decidí buscar soluciones distintas.

Después de graduarme como cardiólogo, mi primera parada fue en un áshram en India, donde aprendí meditación, viví un estilo de vida vegetariano, probé principios ayurvédicos básicos y otras modalidades de curación, y comencé a mejorar. Pero tan pronto regresé a Estados Unidos y reanudé activamente mi labor en la cardiología, los síntomas volvieron con fuerza.

El momento del premio gordo fue cuando descubrí los conceptos y prácticas de la detoxificación en un spa de Palm Springs: The We Care Spa. Había escuchado que allí ocurrían notables transformaciones. Cuando lo comprobé y experimenté yo mismo, mis problemas de salud se resolvieron por completo y ya no necesité ningún medicamento. Un intenso programa de detoxificación en We Care me devolvió la salud, aunque en ese momento no entendía cómo. Los resultados eran innegables y me volví insaciable en mi esfuerzo por comprender la ciencia de cómo y por qué funcionaba. Pasé innumerables horas en We Care hablando con cada huésped y aprendiendo de la propietaria y fundadora, Susana Belen. A la larga comencé a dar conferencias allí, y a guiar a las personas sobre cómo manejar sus problemas médicos mientras se detoxificaban. Después de Palm Springs me mudé a Los Ángeles, donde me uní al Golden Cabinet, un centro de medicina integral fundado por el doctor Drew Francis, un practicante de medicina china y acupunturista talentoso.

El doctor Francis decía que la medicina china también considera la acumulación de toxinas como la base de la mayoría de las enfermedades crónicas, y que una escuela médica relativamente nueva me ayudaría a entender todo desde un punto de vista científico. Esta era la escuela de la medicina funcional, la cual he estudiado durante algún tiempo. El doctor Francis insistió en que realizara un curso de fin de semana llamado AFMCP (por Applying Functional Medicine in Clinical Practice, Aplicación de medicina funcional en la práctica clínica). Descubrí que se ofrecía uno de esos cursos cerca de Los Ángeles y me inscribí. La AFMCP cambió completamente el rumbo de mi práctica médica. Conocí también a médicos, nutriólogos, quiroprácticos, naturópatas y muchos otros profesionales de la salud, a todos los cuales los transformó este curso de tres días.

La medicina funcional es en lo que ha evolucionado la medicina occidental moderna como resultado de repensar sus conocimientos y datos desde una visión del mundo más natural, poniendo atención a los sistemas y funciones y la relación con nuestro entorno y red social. Otra forma de decir esto es que los médicos occidentales de medicina moderna se convierten a la medicina funcional cuando están capacitados para pensar como practicantes de medicina china o ayurvédica. El profesor más inspirador era también el padre de la medicina funcional, Jeffrey Bland.

El doctor Bland explicaba que la medicina funcional representa un sistema operativo que se enfoca en las causas subyacentes de la enfermedad desde la perspectiva de la biología de sistemas, y que involucra al paciente y al profesional en una asociación terapéutica. Se enfoca específicamente en la detoxificación y en los procesos que ocurren en el hígado, los intestinos, la piel, los ganglios linfáticos y los riñones, entre otros. Si hablas con diferentes especialistas sobre cada uno de estos procesos por separado, obviamente sabrán sobre ellos. Pero la mayoría de los médicos de medicina occidental alopática (tradicional) realmente sabrán sobre detoxificación sólo en lo que se refiere al órgano o tejido en el que se especializan, en lugar de considerar todo como un sistema completo o un grupo de sistemas. Menos médicos aun comprenden las energías de la detoxificación, las implicaciones psicológicas y emocionales, y cómo manejar todas estas cosas mientras guían a un paciente por un programa de detoxificación.

Es difícil expresar la sensación que tuve al tercer día de la AFMCP. Era como si tuviera cubiertos los ojos y alguien me hubiera arrancado la venda. Y no fui el único. Todos queríamos hablar con Jeffrey Bland, quien está cambiando el enfoque de la atención médica delante de nuestros propios ojos. Compré el

Textbook of Functional Medicine (Libro de texto de la medicina funcional) y desde entonces no se ha alejado de mi lado.

Me sumergí en la medicina funcional con toda mi energía. Toda mi experiencia e investigación me habían llevado a este punto. Sanar pacientes a partir de un modelo holístico era estimulante y los resultados asombrosos. Mientras más aprendía, más me daba cuenta de cuántas personas necesitaban la sabiduría curativa de la medicina funcional y los principios y prácticas de la detoxificación en particular. Estaba desesperado por compartir este conocimiento con más gente. Iba a trabajar como un científico loco, reuniendo lo que se convertiría en mi primer libro, *Clean*, y la compañía de bienestar CLEAN.

Unos días después del lanzamiento de *Clean* recibí una llamada de un número desconocido. «Hola, doctor Junger, soy Jeffrey Bland», dijo la voz en el otro extremo. Me invitó a Seattle a conocer a su equipo en persona. Recuerdo sentirme nervioso mientras me presentaba a todos. Imagina que comienzas a tocar la guitarra y a cantar, y por fin grabas una de tus canciones. Imagina entonces que Mick Jagger de alguna manera la escucha y te invita a una sesión de improvisación con los Rolling Stones. Así me sentí con este grupo de mentes increíbles. Oficialmente me convertí en médico de medicina funcional, y la he estudiado y practicado desde entonces.

La medicina funcional en El Método CLEAN7

Aprendí muchas cosas de la medicina funcional. Reorganizó todo mi conocimiento de la escuela de Medicina y años de trabajo en hospitales. También me ayudó a comprender otras herramientas de sanación que había encontrado y que seguía hallando. Hay dos principios básicos de la medicina funcional que se encuentran en el centro de El Método CLEAN7: (a) la dieta de eliminación, y (b) las Cinco R.

La dieta de eliminación

La dieta de eliminación consiste en deshacerse de los disparadores dietéticos más comunes. Estos son alimentos que causan o intervienen en reacciones inflamatorias, irritación inmunitaria, desequilibrio hormonal, reacciones alérgicas o cualquier otra cosa que interfiera con la función óptima de una forma u otra. Es un abordaje basado principalmente en plantas que incluye alimentos orgánicos y no procesados con alto contenido de antioxidantes, vitaminas, fitoquímicos benéficos, minerales, fibra y ácidos grasos esenciales. Excluye más de cuatro mil químicos tóxicos extraños, xenobióticos, que se encuentran en los alimentos como aditivos, así como hormonas, antibióticos, grasas saturadas y trans, azúcar y otras calorías vacías, todo lo cual es una realidad cotidiana para millones de personas en todo el mundo. La dieta de eliminación se ha convertido en una de mis herramientas más útiles para ayudar a las personas con sus problemas de salud.

Cuando me encuentro con pacientes por primera vez, no siempre es claro dónde o qué buscar para explicar sus síntomas. Los médicos toman un historial, hacen un examen físico y solicitan pruebas de laboratorio de detección inicial. Una vez que los resultados regresan, si hay anormalidades, se reduce el posible diagnóstico. Mientras espero los resultados de los estudios de laboratorio, pongo a la mayoría de mis pacientes en la dieta de eliminación. Para cuando los estudios están listos para su segunda cita, más de la mitad de sus problemas se han solucionado enormemente, si no se han resuelto por completo. La dieta de eliminación descarta los alimentos que afectan al cuerpo, le da al sistema inmunitario un descanso muy necesario y permite que los mecanismos de curación natural del cuerpo funcionen correctamente y resuelvan los problemas subyacentes.

Muchos pacientes acuden a mí después de hacerse pruebas de alergias alimentarias. Con demasiada frecuencia, los resultados sólo producen confusión. Muchos alimentos a los que somos intolerantes no causan una reacción de tipo alérgico en la que intervengan inmunoglobulinas, que es lo que miden la mayoría de estas pruebas. A su vez, muchos alimentos pueden causar una reacción de tipo alérgico que no se muestra. Tal reacción permanece bajo el radar, sin los síntomas típicos de tipo alérgico, y contribuye a la disfunción en el cuerpo. Otros alimentos causan una reacción alérgica amplificada lo suficiente como para mostrar síntomas, a veces dramáticamente como urticaria o sibilancias, pero a menudo los alimentos causantes pueden volver a ser no alérgicos una vez que se corrigen problemas como el «intestino permeable». Raramente recurro a pruebas de alergia alimentaria. En cambio, la dieta de eliminación es el instrumento clave para comprender las reacciones alimentarias.

En términos médicos, un periodo de tiempo en la dieta de eliminación reduce la antigenicidad y las reacciones inflamatorias, permite la reparación de la hiperpermeabilidad intestinal, reequilibra las citoquinas y mejora la digestión y la absorción. Después de un periodo estricto en la dieta de eliminación, reintroduces lentamente los diferentes alimentos que has evitado, uno por uno, para detectar cuáles podrían estar causando alteraciones. Durante el periodo en dieta de eliminación, es más importante saber qué *no* comer a *qué* comer. Siempre y cuando evites los alimentos prohibidos, estarás bien. Por supuesto, es importante saber qué alimentos comer. Para la mayoría de las personas, este es un proceso más largo. Ninguna prueba de alergia alimentaria es tan precisa o útil como un periodo en la dieta de eliminación, seguido de la reintroducción de diferentes alimentos. Dado que la integridad de la pared intestinal siempre está cambiando, algunos alimentos pueden actuar como disparadores en ciertas ocasiones y no en otras. Es por eso que la dieta de eliminación no es una prueba única que determina tus sensibilidades alimentarias de por vida. Recomiendo pasar por periodos habituales de dieta de eliminación. A medida que pasa el tiempo, te conoces realmente y cuándo cambian tus sensibilidades a los diferentes alimentos sin necesidad de probarlos con su reintroducción.

La dieta de eliminación les parece drástica a muchas personas. El retiro repentino de lácteos, azúcar, gluten, alcohol y café (los cinco grandes) más una lista de otros alimentos, como las naranjas, las fresas y las solanáceas (berenjenas, tomates, pimientos) por entero de su dieta, es algo que mucha gente no puede entender. Comprendo que este es un obstáculo mental difícil. Eliminar tan sólo uno de estos elementos puede sonar desafiante. Muchos de mis pacientes intentan negociar: «¿Y si como la mitad del pan que acostumbro? ¿Puedo usar leche sólo en mi té?». Me mantengo firme y los inspiro a hacerlo ya, de golpe. Lo que la mayoría descubren es que es más fácil abandonarlos todos a la vez, que uno por uno. Y una noticia aún mejor: los resultados son sorprendentes. Seguirás la dieta de eliminación durante El Método CLEAN7 como tu dieta básica, y darás un paso más al personalizarla de acuerdo con tu tipo ayurvédico. (Consulta «Descubre tu dosha» en la página 188).

Las Cinco R: Retirar, Restaurar, Reparar, Reinocular, Relajar

Retirar

La primera R pide retirar todos los alimentos que causan algún tipo de efecto negativo en el cuerpo. Eliminar todos los productos procesados similares a los alimentos, cargados con productos químicos, es primordial. Sólo alimentos integrales. Pero incluso ciertos alimentos integrales pueden afectarte negativamente de muchas maneras distintas. Estas incluyen acidificación (que puede provocar diarrea y osteoporosis), formación de moco (que causa congestión y secreción nasal), estreñimiento, respuesta inmunitaria (problemas de la piel), inflamación y una infinidad de otras expresiones de sensibilidades alimentarias.

También es importante retirar los químicos de otras fuentes. Visita www.cleanprogram.com/clean7, donde encontrarás vínculos a los mejores recursos para eliminar las toxinas en tu hogar.

Otro aspecto clave es retirar las bacterias dañinas de los intestinos. Durante la dieta de eliminación matarás de hambre a las bacterias malas, permitiendo que las buenas prosperen y sobrevivan. Con El Método CLEAN7, el efecto antimicrobiano selectivo de las hierbas ayurvédicas acelerará este proceso.

Restaurar

A medida que eliminas los obstáculos que te impiden verte y sentirte al máximo, también necesitas restaurar lo que falta. Los antioxidantes son importantes para amortiguar el aumento de radicales libres que ocurre al inicio, cuando el cuerpo comienza a detoxificarse intensamente. También es importante la presencia y disponibilidad de los nutrientes necesarios para las reacciones de biotransformación y detoxificación en el hígado y en otros lugares. Las recetas de El Método CLEAN7 han sido formuladas teniendo en cuenta esta R. Proporcionarán los antioxidantes, la fibra y todos los demás micronutrientes necesarios para detoxificar y reparar.

Reparar

Tu cuerpo tiene una capacidad innata para sanarse y constantemente trata de reparar cualquier daño que sufra. Hay dos razones principales por las cuales la reparación no puede lograrse a veces: (1) obstáculos tales como moléculas tóxicas o alimentos disparadores que interfieren con estos procesos, y (2) faltan elementos, como nutrientes específicos, que necesitan las células reparadoras. Cuando eliminas los obstáculos y proporcionas lo que falta, todo encaja y la reparación se realiza sin problemas.

En la medicina funcional comprendemos la importancia de empoderar al cuerpo para que alcance su potencial pleno de sanación. La reparación es un componente crítico de El Método CLEAN7. Las recetas para el programa El Método CLEAN7 se diseñaron específicamente para proporcionar todos los nutrientes necesarios, como glutamina, ácidos grasos esenciales, zinc y muchos otros, para ayudar al cuerpo en este proceso, especialmente al reparar el revestimiento intestinal y reducir la permeabilidad intestinal. Las hierbas ayurvédicas de El Método CLEAN7 también impulsarán la reparación. En siete días puedes activar, fortalecer y respaldar los procesos de reparación.

Reinocular

Una gran cantidad de evidencia sugiere que las bacterias buenas en nuestro intestino, en los lugares correctos y en la cantidad correcta entre especies, son vitales para nuestro bienestar. Al

afectar tu peso, tus posibilidades de desarrollar obesidad o diabetes, o hacer que tu sistema inmunitario ataque tus propias
células, las bacterias en tu intestino tienen consecuencias de
largo alcance mucho más allá de donde viven en tu cuerpo.
Se alimentan de lo que tú te alimentes. Cuando las bacterias
buenas se alimentan con una dieta natural y bien equilibrada,
prosperan y a su vez ayudan al cuerpo de muchas maneras
que todavía estamos descubriendo. Sin embargo, estas bacterias buenas mueren cuando consumen productos seudoali-
menticios altamente procesados o cualquier alimento real con
conservadores. Estos químicos se agregan a los alimentos para
evitar que las bacterias se desarrollen y los arruinen, sin tener
en cuenta el hecho de que también dañarán tu flora intestinal.

La forma poco natural en que comemos termina cambiando
nuestros intestinos de manera negativa, causando una situación conocida como disbiosis. Esta contribuye notablemente a
la hiperpermeabilidad, o intestino permeable, lo cual es la raíz
misma de muchas enfermedades crónicas actuales. El programa
El Método CLEAN7 matará de hambre a las bacterias malas.
Las hierbas ayurvédicas ayudarán no sólo a reducir las bacterias
malas sino también a alimentar selectivamente a las buenas,
repoblando los intestinos con las bacterias adecuadas en la proporción óptima. Si está en tus posibilidades, el uso de probió-
ticos acelerará una reinoculación bacteriana benéfica.

Relajar

La medicina funcional predica la importancia de la conexión
mente-cuerpo. Promueve el uso de muchas herramientas como
la biorretroalimentación, la meditación, el movimiento, las actividades divertidas y el tiempo vacacional. Durante El Método
CLEAN7, usa las técnicas de meditación descritas en el capí-

tulo 5. Muchas personas se sienten intimidadas por la palabra *meditación* y su concepto erróneo de lo que es. Las técnicas que te ofrezco son sencillas y cortas, y se pueden hacer en cualquier momento del día. Y realmente ayudan.

Pilar 2: La medicina ayurvédica

Al crecer en Uruguay en una familia judía, a menudo escuchaba historias de rabinos con dones increíbles. Mi padre solía contarme anécdotas de un legendario rabino, Baal Shem Tov, que se creía que entendía el lenguaje de los animales y las plantas y podía curar a los enfermos. Mi mamá es de mente muy abierta, una verdadera admiradora de los santos con igualdad de oportunidades; a menudo les lleva flores y otras ofrendas a varios de ellos. Su favorito es San Expedito, famoso en América del Sur por la resolución de problemas de salud y de todo tipo a las personas que le rezan. Más tarde, durante mis años en la escuela de Medicina, estudié con Pablo Jourdan, quien en nuestro segundo año también comenzó a estudiar para ser sacerdote católico. La mitad de nuestro tiempo de estudio la dedicábamos a la medicina, la otra mitad a cuestiones sobre religión y espiritualidad. Me contaba historias de los poderes curativos que tenía Jesús, y que creía cuando se decía que podía hacer ver a los ciegos no era una metáfora, era algo literal. No sólo creía que estas curaciones habían sucedido, sino también que no contradecían la ciencia, incluso si parecían desafiar todo lo que estudiábamos en ese momento. Razonaba que un milagro es algo para lo que aún no tenemos una explicación. Pablo se convirtió en médico y sacerdote, y hoy es obispo en Uruguay y sigue siendo una gran influencia en mi vida. Siempre he sido un buscador, alguien que anhela el conocimiento donde pueda encontrarlo. Esa es una de las razones por las que viajé a un áshram en India después de graduarme como cardiólogo en Nueva York.

Cuando comencé a trabajar con médicos ayurvédicos en la estación de primeros auxilios del áshram, inmediatamente comencé a hacer preguntas sobre los orígenes y la práctica de la medicina ayurvédica. Escuché historias asombrosas de curaciones milagrosas de seres iluminados como Shirdi Sai Baba, Ramakrishna, Paramahansa Yogananda, Bhagaván Nityananda, Buda, Ramana Maharshi y Papaji, por nombrar sólo algunos.

La doctora Manisha, una médica ayurvédica que trabaja como voluntaria en la clínica del áshram, me dijo que hace miles de años los antiguos *rishis*, yoguis iluminados también conocidos como videntes, tradujeron en palabras las leyes y reglas de la naturaleza, ya que podían entender su idioma. Esto se convirtió en el esbozo de toda la ciencia y el sistema de sanación conocido como medicina ayurvédica. Durante miles de años se transmitió de manera verbal, y su práctica pasaba de maestro a alumno hasta que se escribió en sánscrito en los antiguos textos conocidos como los Vedas y los Samhitas, los libros de enseñanza de la medicina ayurvédica. La palabra *Ayurveda* quiere decir en sánscrito «el conocimiento de la vida», y es prácticamente el manual de instrucciones para un vehículo sofisticado, esto es, el cuerpo humano, dictado por su diseñador y fabricante: la naturaleza. Este «arte y ciencia de la vida» no sólo se refiere a la máquina viviente individual, tu cuerpo, sino también a cómo interactúa y se interconecta con toda la naturaleza y el universo como un todo. Según el Ayurveda, la naturaleza es el médico máximo. Dentro de cada organismo vivo se encuentra el conocimiento no sólo para funcionar sino también para reparar, restaurar, sanar e incluso rejuvenecer. Cuando un organismo vivo se encuentra en condiciones naturales, todas sus funciones están alineadas, hay orden y equilibrio y el resultado es una salud vibrante. Los desequilibrios ocurren cuando se altera el orden natural, y por eso comienza la enfermedad. Los obstáculos tóxicos antinaturales (*ama*) deben eliminarse y proporcionar todo lo que falta a fin de recrear un entorno interno más natural para sanar y para llevar a cabo con éxito unas funciones corporales óptimas día a día.

La historia de la medicina ayurvédica y los relatos de curaciones asombrosas eran fascinantes, pero se volvieron reales muy pronto cuando presencié cómo su práctica ayudaba a las personas allí mismo en la clínica del áshram.

Veronica llegó a la clínica sintiéndose enferma. Todos nos sentamos en círculo como siempre: la doctora Manisha, el doctor Lee, un practicante de medicina china, y Tom, un enfermero que también enseñaba meditación. Verónica tenía fiebre, vomitaba regularmente y tenía una erupción por todo el cuerpo. La erupción la asustaba pues se extendía por sus mejillas y frente. Le pregunté si había comenzado a tomar algún medicamento nuevo, ya que sus síntomas podían coincidir con una reacción alérgica a alguna sustancia, pero no era así. Busqué picaduras de insectos, pero no tenía ninguna. La doctora Manisha hizo algunas preguntas sobre su personalidad y sus hábitos alimentarios y de sueño, y cómo respondía al estrés en su vida. Veronica era delgada, con cabello rojizo y pecas. Se describía como apasionada, con un poco de mal carácter. Tenía hábitos de sueño regulares, pero hacía poco despertaba con sueños vívidos. Había llegado al áshram durante la temporada de calor desde Australia, y tenía sed y sudaba profusamente desde el momento en que aterrizó. Había estado bebiendo mucha agua y su favorito, jugo de mango, durante todo el día. Después de que todos terminamos de preguntar y examinarla, dimos nuestra opinión y recomendaciones. Yo estaba convencido de que Veronica tenía una reacción alérgica grave y quería ponerla a tomar antihistamínicos de inmediato y posiblemente corticosteroides si su erupción empeoraba o su respiración se volvía dificultosa.

La doctora Manisha tenía una opinión completamente diferente. Dijo que Veronica tenía una constitución *pitta* (un dosha predominante de fuego-agua), y que el elemento fuego en ella estaba fuera de control. Recomendó que Veronica dejara de beber jugo de mango, ya que era un alimento muy caliente, así como evitar todos los alimentos picantes, mantenerse lo más fresca posible y alejarse del sol. También le recetó una combinación de hierbas. Argumentó que los antihistamínicos y los corticosteroides simplemente enmascararían los síntomas, pero estuvo de acuerdo en que serían necesarios si las cosas no mejoraban. Veronica decidió seguir el consejo ayurvédico. Pocos días después, su piel volvió a la normalidad y todos los demás síntomas desaparecieron. También informó que su práctica de meditación había mejorado mucho y que estaba durmiendo mejor.

La medicina ayurvédica no siempre puede dar la mejor solución a nuestros pacientes. Hay problemas agudos que se tratan mejor con la medicina moderna. Por ejemplo, un día uno de los monjes llegó a la clínica con dificultad para respirar. Sus tobillos estaban ligeramente hinchados. Tenía sobrepeso y había sido fumador en su «vida pasada» como agente de bolsa. No tenía dolor en el pecho ni ningún otro síntoma. Ni siquiera quería escuchar el consejo médico occidental, por lo que omitimos mi evaluación y fuimos directamente con la doctora Manisha. Después de recomendaciones dietéticas y una enfática orden de descansar, el monje se levantó y se fue. Yo tenía la fuerte sensación de que necesitaba un electrocardiograma, así que corrí tras él y lo convencí de que me dejara hacerle uno en la clínica. Resultó que había sufrido un infarto previo, o más de uno. Después de una larga conversación, logré meterlo a un automóvil y llevarlo a un hospital moderno en Mumbai. El jefe de cardiólogos estuvo de acuerdo conmigo en que su leve dificultad para respirar probablemente indicaba un problema más serio de lo que parecía. Sus piernas estaban hinchadas por edema. El cardiólogo le realizó un angiograma ese día y descubrió que había un bloqueo del 99 % a la mitad de la arteria coronaria descendente anterior izquierda (LAD), que alimentaba la única parte de su corazón que no había sido afectada por al menos dos infartos. El cardiólogo local quería enviarlo para una cirugía de *bypass*, pero el monje se negó. En cambio, le pusieron un *stent*, lo que le salvó la vida. Una vez que regresó al áshram, siguió los consejos de la doctora Manisha a pie juntillas, pero tuve que vigilarlo para asegurarme de que tomara aspirina y otros medicamentos para el corazón. Supe que le fue bien durante muchos años después de eso. La medicina ayurvédica ayudó una vez que se resolvió la situación de emergencia. No hay nada mejor que la medicina occidental moderna para problemas agudos como infartos cerebrales, cardiacos y huesos rotos. El problema es que la medicina moderna usa las mismas herramientas para los problemas crónicos, y simplemente no funcionan.

Una y otra vez fui testigo de que los médicos ayurvédicos del áshram se encargaban de una amplia gama de enfermedades. Mis primeras experiencias con la medicina ayurvédica me convencieron de los profundos beneficios de este ancestral sistema de curación. Cuando regresé a Estados Unidos y comencé a practicar la cardiología en Palm Springs, esperaba encontrar a médicos de medicina ayurvédica con los que pudiera trabajar. Desafortunadamente, pronto me encontré demasiado ocupado como para pensarlo siquiera, y apenas tenía tiempo de atender a todos los pacientes que me asignaban.

Si bien no estaba estudiando activamente o aprendiendo más, no podía olvidar lo que había aprendido sobre el Ayurveda. Poco después de mudarme a Palm Springs para trabajar como cardiólogo, me topé con los conceptos y prácticas de la detoxificación. Como mencioné en el capítulo anterior, un programa de detoxificación restauró por completo mi salud y me obsesioné con entender cómo había pasado. Muchos libros que encontré contenían principios aislados del Ayurveda, pero fue la medicina funcional lo que me dio las respuestas que buscaba. La medicina ayurvédica continuó siendo un misterio para mí hasta unos años más tarde.

La medicina funcional me dio las bases para iniciar un movimiento mundial con mi primer libro, *Clean*, y el programa CLEAN. Y *Clean* me llevó al final de regreso a India para sentarme y observar en acción a un maestro de medicina ayurvédica que me aclaró cualquier confusión que tuviera al respecto. En el capítulo 6 te contaré en detalle cómo conocí al doctor Narendra Singh. Él fue quien desmitificó por completo esa antigua ciencia y me enseñó a aplicar las herramientas y los principios generales ayurvédicos en mi práctica.

El doctor Narendra también era un médico de medicina occidental, por lo que hablaba el lenguaje científico. Decía que yo tenía ya una mentalidad ayurvédica: el hecho de que me enfocara en la detoxificación como un recurso poderoso en mi práctica médica lo demostraba. La medicina ayurvédica presta especial atención a la detoxificación. Me explicó que la palabra sánscrita *ama* se refiere a la carga tóxica, y el Ayurveda considera que su eliminación es el primer paso necesario en cualquier plan de sanación. La medicina funcional me permitió comprender cuántos de los principios ayurvédicos funcionaban de hecho desde un punto de vista biológico molecular.

Uno de mis objetivos con El Método CLEAN7 es desmitificar el Ayurveda. Lo que presento a continuación es una breve descripción general que será fundamental para tu comprensión básica de cómo funciona el cuerpo.

Ama

La acumulación de toxinas endógenas y exógenas (internas y externas), y el moco y la grasa que el cuerpo genera y retiene para defenderse de ellas, se denominan colectivamente como *ama*. Se cree que su acumulación es la raíz de la mayoría de las enfermedades crónicas, y también de muchas agudas. Las propiedades del ama son frío, húmedo, pesado, turbio, maloliente e impuro. Ama también se refiere a las expresiones tóxicas mentales y emocionales. Las emociones y los pensamientos tóxicos son un signo de exceso de ama y a su vez promueven su acumulación en el cuerpo. El Ayurveda pone un gran énfasis en activar, mejorar, apoyar y desbloquear los sistemas de detoxificación del cuerpo y en fomentar la eliminación de ama. El doctor Narendra explicaba que, además de considerar cómo apoyar nutricionalmente las reacciones de biotransformación y detoxificación, así como fomentar el flujo abierto de los canales de eliminación en la piel, las vías respiratorias, los riñones y los intestinos, el Ayurveda pone atención al aumento de *agni*, el fuego digestivo.

Agni

Agni significa *fuego* en sánscrito. El Ayurveda lo entiende como la luz inteligente que enciende y alimenta la vida. El agni es caliente, seco, ligero, claro, fragante y puro. El Ayurveda distingue entre muchos subtipos diferentes de agni, y las funciones corporales en las que está involucrado cada subtipo. Una salud vibrante depende de la fuerza y el equilibrio de agni en el cuerpo. La comida inadecuada, las perturbaciones emocionales e incluso el clima húmedo o lluvioso pueden reducir su fuerza. Los tipos y las combinaciones de alimentos pueden afectar negativamente el agni, pero las cantidades excesivas de comida y la frecuencia a la que estamos acostumbrados a ingerirla también contribuyen a su desequilibrio. ¿Alguna vez encendiste un fuego y luego agregaste demasiada madera? Ésta sofoca el fuego e incluso puede apagarlo. De manera similar, el estado constante de alimentación y digestión, típico de nuestro estilo de vida moderno, debilita y disminuye el agni, permitiendo que se acumule ama. Esta es una de las razones por las que el ayuno intermitente es una parte central de El Método CLEAN7. Le proporciona oxígeno a tu fuego en lugar de apilar demasiada madera encima.

Ver al doctor Narendra atender a los pacientes me recordó los excelentes resultados que había observado en el áshram casi diez años antes. Me explicó que, sin ser un médico ayurvédico, yo podía comenzar a usar dos importantes principios de la medicina ayurvédica para fomentar, fortalecer y apoyar la detoxificación: analizar los doshas y usar hierbas ayurvédicas.

Los doshas

Según el pensamiento ayurvédico, los cinco elementos (fuego, agua, aire, tierra y éter) son los recursos fundamentales con los que la naturaleza construye todo. Las diferentes sustancias en la naturaleza contienen todos los elementos en diferentes proporciones, generalmente con uno o dos que predominan. Todos los animales y plantas están hechos a su vez de distintas combinaciones de las diversas sustancias y elementos, y estas combinaciones determinan cómo funcionan los organismos y cómo responden a los cambios internos y externos.

Las tres formas principales en que los elementos se combinan para formar los diferentes tipos de cuerpos, los doshas o constituciones ayurvédicas, son *pitta* (predominio de fuego y agua), *kapha* (predominio de tierra y agua) y *vata* (predominio de éter y aire). Los tres doshas están presentes en todos, pero cuando eres concebido, se te programa con una combinación ideal en la que predominará uno de ellos. Si te mantienes en equilibrio, ese diseño garantizará una salud vibrante durante toda tu vida. En Ayurveda esto se llama tu *prakriti*. Este siempre permanece igual y se convierte en tu base de inicio. Cuando te sientes bien, es porque los tres diferentes doshas están en equilibrio con el predominante bajo control. Este es tu estado de vitalidad como la naturaleza lo diseñó, tu estado natural. Significa que tu dieta, tu estilo de vida y tu entorno afectan tus doshas de manera saludable. La mayoría de las personas tienen un solo dosha dominante. Ya sea pitta, kapha o vata, son de un tipo de cuerpo predominante. Pero en otros casos dos doshas predominan sobre un tercero, vata-pitta, pitta-kapha y kapha-vata, e incluso hay algunos en que los tres doshas están en proporciones iguales, lo que se llama tridóshico.

Sin embargo, a medida que envejeces y experimentas cambios circunstanciales, ambientales y de hábitos alimentarios, uno u otro dosha puede desequilibrarte. Por lo general es el dosha dominante el que pierde equilibrio, pero no siempre. Si tienes un tipo de cuerpo vata, serán los alimentos o actividades que aumentan a vata lo que comúnmente desequilibre tu vata predominante, pero tu pitta puede hacerlo en ocasiones, o tu kapha también. Determinar cuál está más desequilibrado rige lo que debes hacer para reequilibrar tus doshas y volver a tu base de inicio. Tu desequilibrio momentáneo de dosha se llama *vikriti*.

En otras palabras, cuando tu prakriti (tu tipo corporal de dosha) está en equilibrio, continuar con el estilo de vida y las pautas dietéticas para ese dosha te mantendrá bien. Considéralo tu punto de referencia. Si eres un pitta, mantener el equilibrio de fuego de referencia es clave. Lo logras evitando los alimentos y los hábitos que aumentan a pitta y, a su vez, realizas actividades y comes alimentos calmantes de pitta. Pero si en algún momento las personas pitta tienen su vata fuera de control, evitar los alimentos que aumentan a vata los ayudará a volver al punto de referencia, momento en el cual deben volver a seguir los principios que guían a pitta. La persona pitta con un «ataque de vata» (el vikriti en ese momento) lo resuelve calmando el vata, y una vez equilibrado, vuelve a calmar el pitta. Esto sucede en diferentes grados a lo largo de la vida.

Saber qué alimentos evitar según tu estado actual de equilibrio o desequilibrio mejorará la detoxificación y la reparación, así como equilibrará tu estado de ánimo y calmará tu mente. En general, los desequilibrios de dosha afectan negativamente el fuego digestivo (*agni*) y promueven la acumulación de toxinas y moco, así como la grasa que el cuerpo genera para amortiguar la irritación (*ama*). Este ama circula por todo el cuerpo en el torrente sanguíneo, obstruyendo los canales, y queda atrapado dentro de los tejidos, especialmente la grasa. Según el Ayurveda, cada una de las llamadas enfermedades es una crisis de toxicidad de *ama* debido a los doshas aumentados y un *agni* débil. El *ama* es la causa interna básica de todas las enfermedades y los doshas juegan un papel importante en su acumulación y eliminación.

Los doshas en El Método CLEAN7

Durante El Método CLEAN7 utilizarás el sistema de doshas de manera simplificada, principalmente concentrándote tan sólo en evitar la mayor cantidad de alimentos que recomiendan tus pautas actuales de desequilibrio de dosha. Por ejemplo, si tu desequilibrio de dosha predominante en este momento (tu vikriti) es pitta, te beneficiará evitar los alimentos que están «calentando». Evitar sólo uno de estos, como el mango, será de provecho. Evitar el mango y los alimentos picantes será aún mejor, y así sucesivamente. En lo que se refiere a la detoxificación, combinar la dieta de eliminación y los alimentos a evitar guiados por dosha serán juntos más poderosos y personalizados que cualquiera de los dos. A diferencia de la dieta de eliminación, que debe seguirse estrictamente a lo largo de El Método CLEAN7, el aspecto del dosha es menos obligado para efectos de El Método CLEAN7. Si sientes que te restringes demasiado durante el programa, consumir algunos de la lista de alimentos a evitar para tu dosha no es un delito. Hay un equilibrio entre hacerlo al 100 % y no poder hacerlo en absoluto, y esta es una de las reglas que puedes torcer. (Más sobre esto en el capítulo 3).

La belleza del Ayurveda es que vive contigo y te ayuda a adaptarte a los cambios. Conocer tu prakriti te permite andar durante la mayor parte de tu vida, y de vez en vez, cuando las cosas se desequilibran, descubres cuál es tu vikriti para ayudarte a volver al equilibrio. (En el capítulo 3 se te pedirá completar un cuestionario dos veces. La primera ocasión que respondas las preguntas guiarás tus respuestas por lo que ha sido más constante a lo largo de tu vida; la segunda, tu respuesta reflejará cómo te has sentido el último mes o dos. El primer conjunto de respuestas revelará tu prakriti; el segundo, tu vikriti). Aunque un médico ayurvédico capacitado puede determinar tus combinaciones exactas de doshas y su predominio, y tu prakriti y tu vikriti actual al hacer preguntas, mirarte la lengua y tomarte el pulso, un cuestionario básico y bien formulado (página 188) es perfectamente adecuado en el contexto de realizar el programa El Método CLEAN7.

El sistema de doshas es mucho más sofisticado y completo que la forma en que lo utilizo en El Método CLEAN7. Me centro en la detoxificación y tomo prestado sólo un aspecto de ese sistema. Si tienen en ti eco el sistema de doshas y todo lo demás sobre Ayurveda, descubrirás que equilibrar tu dosha tiene muchos más aspectos que simplemente evitar ciertos alimentos. Muchas otras vertientes de tu estilo de vida pueden modificarse para fomentar el reequilibrio de los doshas, y distintas hierbas también pueden ayudar. Tú decides si profundizas en el Ayurveda durante y después del programa. Visita www.cleanprogram.com/clean7 para conocer más formas de beneficiarte al determinar tu dosha.

La medicina moderna y la antigua se encuentran

Cuando comencé a aprender sobre las indicaciones dietéticas relacionadas con los doshas, me preguntaba si sus afirmaciones eran realmente ciertas. Siempre que alguien toma mejores decisiones en su dieta, por lo general ve resultados. ¿Tomar en cuenta el dosha realmente hace una diferencia? En uno de mis viajes a India conocí a una notable doctora, Shikha Sharma. Es en cierto modo una celebridad en India, muy conocida por sus libros y por ayudar a miles de personas por todo el país con un equipo de más de cien médicos y nutriólogos ayurvédicos. Le conté sobre mis dudas y su respuesta fue la siguiente:

Me identifico con tu escepticismo. Al igual que tú, recibí preparación en medicina moderna en The Maulana Azad Medical College de Nueva Delhi, considerada entre las tres principales escuelas de la ciudad y las cinco mejores de India. Naturalmente, era cautelosa y un tanto cínica respecto a este antiguo tema del Ayurveda. Ni siquiera sabía que en India tenemos escuelas profesionales que ofrecen una carrera de cinco años en Ayurveda. Mi curiosidad por el Ayurveda despertó cuando establecí mi práctica privada, una clínica de control de peso y trastornos del estilo de vida, y empecé a quedarme sin respuestas a las preguntas sobre nutrición para la salud. ¡Tenía poco conocimiento acerca de cómo usar la nutrición para curar el cuerpo a pesar de tener un título médico!

Como ya había salido de mi zona de confort como alópata, comencé a leer sobre nutrición védica india. Muchos de mis pacientes parecían tener algunas nociones de este conocimiento ancestral (transmitidas por sus abuelas). Cuando empecé a aprender los principios ayurvédicos sobre nutrición, salud, prevención de enfermedades y sus prácticas, quedé fascinada y la profundidad y la lógica de esta ciencia me dieron una lección de humildad. Me di cuenta de que tenía que incluir la práctica de la sanación ayurvédica en mi propia práctica. Para ser justa y profesional, contraté a médicos y nutriólogos ayurvédicos profesionales, por lo que el consejo lo dan directamente.

Déjame darte algunos ejemplos de cómo el Ayurveda ayuda a nuestros pacientes:

1. Recibimos pacientes obesos cuyo peso se estanca cuando siguen los consejos estándares para perder peso, pero una vez que diagnosticamos su prakriti como kapha (agua), detenemos su consumo de requesón y yogur por la noche. La disminución de kapha resultante les ayuda a seguir perdiendo peso.

2. Los resultados también son sorprendentes con pacientes que tienen un hígado débil y un metabolismo lento. En todos estos casos comenzamos con hierbas para detoxificar el hígado más las pautas dietéticas relacionadas con el dosha. No sólo todas las personas estancadas se mueven por fin hacia la pérdida de peso, sino que también ven una mejora en su piel, su nivel de energía y niveles de colesterol.

3. Notamos que las mujeres que acuden a nosotros para bajar de peso y que tienen problemas adicionales como el síndrome de ovario poliquístico (un trastorno metabólico), ven una mejora maravillosa en los parámetros metabólicos además de mejorar su peso una vez que comienzan a seguir su dieta de dosha.

Todos estos casos me hicieron más humilde como médico. Es posible que hayamos hecho mucho progreso científico, pero uno no puede dejar de admirar la sabiduría de los antiguos, que entendían la interconexión entre naturaleza y humanidad.

Hierbas ayurvédicas

La naturaleza ha dotado a las plantas con capacidades increíbles. Una forma tangible de entender esto es pensar en la capacidad única que tienen para producir oxígeno por medio de la fotosíntesis, básicamente transformando el poder energético del sol en algo que permite la vida en la tierra mediante su chispa, cuando se usa en el cuerpo para quemar glucosa en ATP (adenosín trifosfato). El oxígeno transporta el fuego del sol a tus mismas células de una manera benéfica que no quema todo tu cuerpo.

Las plantas, en particular las hierbas, poseen muchas cualidades medicinales.

La medicina herbaria es una de las formas más antiguas de cuidado de la salud conocidas por la humanidad. El empleo de plantas con fines medicinales ha sido preponderante en muchas culturas de todo el mundo desde tiempos remotos y todavía tiene un papel importante hoy en día, incluso en la medicina occidental moderna. Un gran porcentaje de la población mundial continúa dependiendo de las plantas para sus necesidades básicas de salud, particularmente en India y China. Pero sus sistemas de medicina tradicional, el Ayurveda y la medicina china, no son los únicos que han usado desde hace mucho hierbas medicinales. La medicina tibetana, greco-árabe, ecléctica y tradicional japonesa, esta última conocida como Kampo, también han utilizado hierbas durante siglos con un éxito impresionante. Esto también es cierto en África, América del Sur y Australia. En Europa, particularmente en Alemania, los medicamentos a base de vegetales, fitofármacos, se prescriben como cualquier otro medicamento moderno. Cerca del 25 % de los medicamentos modernos contienen al menos un ingrediente derivado de las plantas.

En la medicina ayurvédica, la mayor parte de la farmacopea está compuesta por plantas, como alimentos y como hierbas. En realidad no existe una distinción clara entre los dos, ya que muchas hierbas se consumen como alimento, y los alimentos a base de plantas funcionan de la misma manera como hierbas para fomentar la sanación. Ambos proporcionan nutrientes, antioxidantes, minerales y otras moléculas benéficas, y ambos pueden afectar el cuerpo energéticamente. Me fue fácil entender la primera parte, ya que había aprendido bastante sobre la parte nutritiva de las hierbas, pero el concepto de su energía me tomó un poco más de tiempo.

Cuando el doctor Narendra hablaba sobre el mecanismo de acción de las hierbas, se refería a su *prana*. «¿Qué es prana?», pregunté. «Es la fuerza vital dentro de cada ser vivo. El prana de las plantas es puro. Si los humanos no la alteran, la inteligencia de las plantas, su conciencia, está intacta, completamente alineada con la naturaleza, y por resonancia puede afectar nuestro prana. El prana de las hierbas puede restaurar cualquier distorsión que afecte a nuestro prana y, por lo tanto, restablecer la capacidad interna de autocuración».

Al doctor Narendra le encantaban ciertas hierbas para detoxificar más que otras, y sus resultados con los pacientes son legendarios, no sólo en India sino en todo el mundo. Los antiguos textos ayurvédicos describen no sólo qué hierbas son útiles para qué, y por qué, sino también cómo cultivarlas u obtenerlas en la naturaleza. Sus hierbas favoritas para un programa de detoxificación son tulsi (albahaca sagrada), cúrcuma, ashwagandha (orovale), moringa, brahmi y triphala. Siempre suministraba también shatavari a sus pacientes mujeres. Para el programa El Método CLEAN7, elegí las hierbas favoritas del doctor Narendra para la detoxificación. No es obligatorio tomarlas todas durante el programa. Obtendrás resultados incluso sin ellas, pero mejorarán todo. Usar una es mejor que ninguna. Usar dos es mejor que una. Y así. (Consulta los capítulos 3 y 4 para obtener más detalles y visita www.cleanprogram.com/clean7 para saber sobre cada una de estas hierbas).

Pilar 3: El ayuno intermitente

Uno de mis recuerdos más vívidos de la primera infancia es de toda mi familia ayunando (o intentarlo) en Yom Kippur, el Día de la Expiación judío. Era extraño tener un día en el que no comíamos desde el momento en que aparecía la primera estrella una noche hasta que apareciera la primera estrella al día siguiente. Entonces nos reuníamos todos, por lo regular en casa de mi tía Selma, para una ceremonia de romper el ayuno con muchas delicias judías maravillosas. Antes del banquete escuchábamos las historias sobre por qué los judíos ayunan en Yom Kippur. Después de algunos años de no poder completar el ayuno, finalmente lo conseguí durante Yom Kippur por dos años consecutivos. En la escuela, mis amigos católicos ayunaban en la Cuaresma. Pablo, mi compañero de estudios en la escuela de medicina, me decía que Jesucristo, antes de la parte más intensa de su vida, ayunó durante cuarenta días y cuarenta noches. Yo siempre ponía el ayuno en la sección religiosa de mi biblioteca interior. No me era desconocido, pero no éramos tan religiosos, así que nunca me comprometí con ello. Una vez que dejé la casa de mis padres, se convirtió en un recuerdo de la vida familiar.

Como adulto, cuando me interesé en la espiritualidad oriental y los maestros espirituales de Oriente, comencé a entender que muchas personas más usaban el ayuno con fines espirituales, incluidos los hindúes, musulmanes y budistas, y leí sobre sus beneficios desde un punto de vista espiritual y yóguico. Todo maestro espiritual utilizaba el ayuno como una forma de progreso del alma. Además, Gandhi y otros lo emplearon como una forma de protesta pacífica. Todo era muy interesante, pero como médico, no lo relacionaba con la salud física.

El ayuno por salud y la conciencia de los diferentes tipos de prácticas de ayuno realmente no cobraron vida para mí hasta que fui al spa We Care en Desert Hot Springs. Allí comencé a aprender sobre el ayuno en relación con la limpieza y la detoxificación. Leí tantos libros sobre el tema como pude conseguir, y experimenté con diferentes formas de ayuno. Uno de los primeros que leí fue *Sistema curativo por dieta amucosa*, del profesor Arnold Ehret. Otro ejemplar realmente bueno es *Fasting and eating for health* (Ayunar y comer para estar sano), del doctor Joel Fuhrman. Me fue claro que ayunar en diferentes formas es benéfico para el cuerpo y para la buena salud en general. El verbo *ayunar* es de origen latino (*ieiun re*). El ayuno tiene un papel médico más importante y generalizado en Alemania, donde muchos hospitales incluso tienen alas dedicadas a personas que hacen ayunos largos. También se utiliza ampliamente en Rusia. Ayunar no sólo tiene raíces antiguas, sino que actualmente se emplea en todo el mundo como una herramienta de curación necesaria.

Las leyes de la naturaleza

Una de las mejores explicaciones que encontré sobre por qué el ayuno es tan claramente benéfico es el concepto de una realineación más a fondo de nuestra actividad genética con la naturaleza. Los animales salvajes viven de una manera que les impone un ciclo continuo de festín seguido de ayuno. Se dan un atracón cuando encuentran comida y luego ayunan hasta que encuentran la comida siguiente. En general, las especies que comen plantas tienen la menor dificultad para encontrar la próxima comida. Los comedores de carne, por otro lado, que deben encontrar presas que matar, tienen ciclos de ayuno-festín con ayunos más largos. El diseño de la naturaleza para los animales es un intermitente festín y ayuno. Desde el comienzo de nuestra evolución y durante cientos de miles de años, nuestros antepasados vivieron de manera similar a otros animales, alternando entre banquetes y ayunos. Nuestros genes evolucionaron de esta manera y funcionan mejor dirigiendo el metabolismo del cuerpo lo más cerca posible a estas condiciones.

Almacenar o morir

La obtención de calorías para la energía y los componentes básicos para construir nuestros cuerpos y permitirles funcionar depende completamente de los alimentos, de modo que la vida depende de los alimentos. Durante miles de años, el cuerpo humano evolucionó y se adaptó de una manera que prioriza el mejor uso de la comida una vez que cruza los labios. Como resultado, cada vez que se encontraban y consumían alimentos, el cuerpo priorizaba la digestión, y otros procesos se ralentizaban o incluso se interrumpían para no interferir con ella. Nuestros genes evolucionaron de una manera que modifica la fisiología y el comportamiento para que la comida pueda ser digerida, absorbida, asimilada y almacenar cualquier exceso. Después de una gran comilona, los animales disminuyen la velocidad. Muchos incluso se duermen, una forma de evitar que sus músculos gasten la preciosa energía necesaria para procesar el alimento.

¿Has notado que después de grandes comidas te cansas y duermes? Es posible que incluso hayas oído la explicación científica de que hay una marea u oleada alcalina en el torrente sanguíneo, resultado del ácido que se vierte en el estómago, lo que hace que te duermas. Esa es sólo la descripción bioquímica de lo que la naturaleza dispuso para hacer exactamente lo que antes se mencionó, reducir la velocidad. Hay otros cambios hormonales que se desencadenan después de una comida. El ejemplo más obvio es un aumento de la insulina, pero no es el único. Estos cambios hormonales y de comportamiento crean las condiciones para que el cuerpo absorba la mayor cantidad de alimento posible y almacene también tanto como se pueda. El cuerpo entra en un modo de digestión-absorción-almacenamiento, y el cerebro alrededor de los intestinos se hace cargo, por así decirlo, poniendo incluso al otro cerebro (en el cráneo) a dormir. Llamaré a esto el «estado de festín» para simplificar. En el estado de festín tienes sueño, tu pensamiento se hace lento, tu ambición de hacer cualquier otra cosa se reduce y tus células grasas crecen a medida que almacenan todo lo que no se necesita en ese momento. Otros procesos en el cuerpo también se desaceleran para permitir que la mayor parte de la energía que consumirían se desvíe al acto de manejar los alimentos, que preserva la vida. Uno de estos grupos de procesos son los de detoxificación y eliminación. Se reducen al mínimo necesario. El cuerpo sabe que se espera que entren en acción más tarde, cuando se realice todo el trabajo de digestión y absorción. Todo esto es por el diseño increíblemente inteligente de la naturaleza y siglos de adaptación genética.

Después de un buen descanso después del festín, la vida continúa. Comienzan las actividades diarias: caminar, pensar, trabajar. La digestión, la absorción y el almacenamiento terminaron y te vuelves más despierto y alerta. En condiciones naturales, a medida que pasa el tiempo y no se ingiere alimento, el «estado de festín» se va apagando. Poco a poco, el hambre se establece, cambiando el comportamiento. Surge un sentido de energía y alerta, que será necesario para encontrar o cazar la próxima comida. Este es el comienzo del «estado de ayuno», el otro lado de la moneda, y ambos absolutamente necesarios para la salud óptima debido a nuestra evolución genética. Las hormonas que promueven el almacenamiento desaparecen y otras surgen para promover la utilización de la energía almacenada, minerales, vitaminas, proteínas, etc.

Ahora el cuerpo comienza a aprovechar las reservas de grasa y a quemarlas para obtener energía. Para hacer esto, la grasa primero debe convertirse en cuerpos cetónicos, creando un estado de cetosis, que ocurre concomitantemente con todo lo demás que sucede en el estado de ayuno. Algunos de los beneficios de la cetosis pueden ser resultado de la presencia de cuerpos cetónicos, y otros sólo porque el proceso de digerir los alimentos no está utilizando la mayor parte de la energía del cuerpo. Cuando la cetosis resulta de comer ciertos alimentos (que es para lo que está diseñada una dieta cetogénica, o keto), los beneficios son menores que cuando ocurre como parte del estado de ayuno. Durante este estado también se promueven otros procesos importantes fisiológica y conductualmente. Ahora se asigna más energía a los procesos de detoxificación, y los nutrientes recientemente absorbidos, necesarios para una función óptima, estarán disponibles, lo que hace más probable que estos procesos se completen con éxito. Los procesos de sanación y reparación también tienen una mejor oportunidad. Cuando los animales no se encuentran bien, su instinto natural es descansar y abstenerse de comer. Es posible que hayas obser-

cados que damos por sentados, donde la mayoría de los humanos compran sus alimentos hoy, ni siquiera son tan viejos. King Kullen, el primer supermercado del mundo, abrió sus puertas en la ciudad de Nueva York en 1930. Nuestros genes ni siquiera han tenido tiempo de detectar este nuevo estado constante de festín como un impulso para evolucionar y mucho menos para hacer los cambios evolutivos necesarios. Nuestros genes están ocupados dirigiendo al cuerpo a hacer lo que tardó tanto en aprender: cuando el alimento está presente, ralentiza todo lo demás para que pueda ser digerido, absorbido, asimilado y almacenado, como si fuera la última comida por un tiempo. No hay forma de que los genes puedan saber que dentro de dos horas comerás más. Al hacerlo, mantienes tu cuerpo sólo en el estado de festín y no permites que entre en ayuno nunca. La mayoría de las personas que viven en el mundo industrializado moderno nunca han estado en ayuno.

Ahora somos conscientes de que comer alimentos no naturales puede diezmar tu salud. También entendemos que comer demasiado y con demasiada frecuencia puede hacer lo mismo, aun cuando se coman sólo alimentos naturales. Como yo lo veo, este no es el castigo de la naturaleza a la gula. Es sólo una característica de seguridad para la preservación y la supervivencia del diseño de la naturaleza. El planeta no sobreviviría si por alguna razón una de sus especies comenzara a comerse todo lo que viera. Así que incluyó un mecanismo de malestar autoinfligido dentro de su diseño.

Incluso si comes los alimentos más saludables, integrales, orgánicos y de temporada, no es natural hacerlo todo el tiempo. Piensa en el festín y el ayuno como estados polares, arriba y abajo, encendido y apagado, yin y yang, cuyo equilibrio es esencial para el bienestar. El constante estado de festín nos está matando, haciéndonos obesos, y creando las condiciones para que se establezca la enfermedad. El festín constante debilita el agni, afecta la detoxificación, obstruye la sanación y la reparación, reduce la agilidad e incluso disminuye la claridad mental. ¿Qué pasó? ¿Cómo llegamos aquí?

Desayuno, almuerzo y cena: ¿Quién dice?

Tener tres comidas al día es algo que los humanos han estado haciendo sólo relativamente hace poco en un periodo de tiempo evolutivo. Los historiadores de la comida sugieren que entre el mar de cambios iniciados por la revolución industrial hubo un cambio significativo en los patrones de alimentación. Una vez que las personas comenzaron a trabajar fuera de casa, rigiéndose por el reloj de la compañía, empezaron a hacer su comida del mediodía, que tradicionalmente era lo que ahora llamamos cena, en su lugar de trabajo, o cerca. El alimento por la noche, que antes era algo ligero como té y pan tostado, se convirtió en la gran comida que es hoy. La idea del desayuno, el almuerzo y la cena evolucionó debido a una necesidad cultural y social de comodidad y practicidad. Este cambio de comportamiento se convirtió rápidamente en una empresa comercial y nacieron industrias enteras. El desayuno, el almuerzo y la cena marcan el ritmo del día.

Las comidas son una parte integral de la vida. Hablamos y compartimos con nuestra familia durante la cena. Nos deseamos un buen día durante el desayuno y nos ayudamos a organizar el día. Cocinamos para los que amamos. Celebramos con comidas en torno a una mesa. Las fiestas giran alrededor de la comida. Nuestro día se divide en horarios para comer. Nuestro horario de trabajo está marcado por las comidas. Prestamos mucha atención a planificar dónde y qué comer a continuación. Algunos sufrimos ansiedad en cuanto a las comidas si tenemos preocupaciones de salud y no hay nada saludable al alcance. Nos ponemos de mal humor cuando pasamos la hora de comer sin hacerlo. En algún momento detenemos todo lo que estamos haciendo, por importante que sea, para comer. La vida gira en torno a las comidas. Nadie lo cuestiona. El desayuno, el almuerzo y la cena es el orden de las cosas. Duermes, te despiertas, desayunas, vas a la escuela o al trabajo, almuerzas, sigues trabajando, cenas y vuelves a dormir. Así es la vida. ¿O no? Tres comidas al día, y hacer refrigerios entre ellas, es tan poco natural como el mar de toxinas en el que nadamos. Y está volviendo locos a nuestros genes. No veo que este hábito cultural cambie pronto. Pero sí veo a muchas personas reescribir su propio guion, omitiendo comidas y cambiando la frecuencia con que comen, y ajustando esto a una vida social normal. Puedes adaptar fácilmente el ayuno intermitente a tu estilo de vida, sin importar cuál sea.

¿Qué es el ayuno intermitente?

El ayuno es elegir voluntariamente no comer más allá de la hora en que normalmente tendríamos nuestra próxima comida y por un periodo de tiempo determinado después de eso. El ayuno intermitente es hacer eso de manera intermitente, alternando periodos en los que comemos como siempre, con periodos de ayuno. Durante el tiempo que no comemos, sólo bebemos agua y/o infusiones de hierbas, pero nada con ningún valor calórico. Todo el uso del lenguaje en torno al ayuno es muy confuso. No existe una definición única cuando nos referimos al ayuno, ni hay un conjunto único de reglas. ¿Cuántas horas de no comer se necesitan para que sea considerado ayuno? ¿Estamos todos ayunando por la noche mientras dormimos? ¿Es el desayuno como todos rompemos nuestro ayuno diario?

Una forma útil de pensar sobre el ayuno es en relación con lo que sucede en tu cuerpo. Aproximadamente ocho horas después de tu última comida, según qué tan grande fuera, tu cuerpo completa el proceso de digestión, absorción y asimilación. Es aquí cuando el cuerpo se reenfoca de la digestión a otros asuntos vitales como la detoxificación. La detoxificación no se detiene mientras se realiza la digestión; simplemente se ralentiza, al igual que pensar y moverse. Si comemos nuevamente tan pronto el cuerpo termine de digerir, volveremos al modo de festín. Ocho horas no son tiempo suficiente para que el cuerpo entre siquiera en el modo de ayuno, que toma aproximadamente doce horas en comenzar a establecerse. Entonces, en términos de ayuno, una ventana de doce horas entre la última comida de un día y la primera del siguiente es el mínimo requerido para dar a tus procesos de detoxificación el tiempo y la energía para ponerse al corriente con el trabajo necesario de mantener la limpieza interior.

Nadie puede especificar exactamente el momento de los cambios fisiológicos que ocurren después de doce horas; es diferente para todos. Poco a poco, el intestino comienza a sentirse vacío, una sensación que es profundamente satisfactoria. La mente comienza a aclararse y hay una oleada de energía. Fisiológicamente, el cuerpo pasa a obtener energía de las reservas almacenadas, que al final proviene sobre todo de la grasa. Si bien la glucosa almacenada en el hígado y los músculos como glucógeno se quema inicialmente, los cuerpos cetónicos comienzan a aparecer en la sangre y se utilizan como combustible. La detoxificación se intensifica y la reparación se acelera.

Mientras más horas permitas que tu cuerpo experimente este estado, más intensos serán los beneficios que obtendrás. Cuando han transcurrido veinticuatro horas, estos cambios benéficos alcanzan un gran nivel de intensidad.

Ayunar o no ayunar...

Es alucinante que, como sociedad, hayamos alterado nuestros ritmos naturales tanto que hemos eliminado las mejores posibilidades del cuerpo de estar en equilibrio. Muchos nunca hemos estado en ayuno durante una sola hora de nuestras vidas. Si no se practica con fines religiosos, el ayuno sigue siendo un tratamiento «alternativo» y la medicina convencional no lo considera beneficioso. Además, hay muchos malentendidos al respecto, lo que hace que el ayuno sea un tabú para muchos. Si estas razones las generan y alimentan simples malentendidos, o lo hacen de manera intencional poderes fácticos para mantener el *statu quo* de estar alimentándonos constantemente, es algo que te dejaré a ti decidir.

Una razón común para que muchas personas descarten la idea de ayunar es que se etiquetan a sí mismas como hipoglucémicas. Es cierto que algunas pueden caer en hipoglucemia como resultado de problemas médicos reales y serios, como cuando ciertas glándulas no funcionan correctamente. Puede ocurrir por error al manejar ciertas afecciones médicas, como la diabetes, cuando alguien se autoadministra demasiada insulina. Un diabético que usa demasiada insulina puede sufrir hipoglucemia. Pero la mayoría de aquellas que encuentro que están preocupadas por ser hipoglucémicas sólo hablan de cómo se sienten cuando no comen por un tiempo. Entiendo que puede ser incómodo, pero no es un problema médico y lo que están experimentando se debe principalmente al condicionamiento de su cuerpo. Esta sensación es el cuerpo en demanda de un alto nivel de azúcar o estimulante, en cualquier forma que puedas obtenerlo. La buena noticia es que no toma mucho tiempo entrenar a tu cuerpo para que no responda de esta manera.

Otra razón común para rechazar el ayuno es la creencia de que ralentizará tu metabolismo y te hará subir de peso. La lógica es que, al reducir la ingesta calórica, estamos entrenando al cuerpo para que coma menos y almacene más, y que con el tiempo esto afectará la cantidad de calorías que podemos consumir sin aumentar de peso. Este pensamiento también está detrás del consejo común de nutriólogos y entrenadores personales para hacer seis comidas más pequeñas al día. Hay algo de verdad en el hecho de que la digestión requiere energía y por lo tanto quema calorías. Pero esto no es lo que define nuestra tasa metabólica. Tu masa muscular es la que determina eso. El miedo a perder masa muscular es otra razón común para abstenerse de ayunar. Los estudios han mostrado que este no es el caso durante los programas de ayuno intermitente. Ingresar intermitentemente al estado de ayuno ha demostrado ser benéfico para perder peso. Una vez conocí al actor Hugh Jackman, quien me dijo que usaba el ayuno intermitente junto con ejercicio y una nutrición adecuada para ponerse en forma para *Wolverine*. Sólo tienes que observar la figura que tenía para ver que rompió todos estos mitos. Algunas personas equiparan el ayuno con el hambre, lo que tiene connotaciones médicas y culturales negativas. Entiendo el hambre como el estado en el que el cuerpo no tiene más reservas: y le faltan nutrientes para continuar con las funciones corporales normalmente. Esto simplemente no es lo que sucede cuando se ayuna de manera intermitente. (Consulta el capítulo 7 para conocer formas de ayunar de modo intermitente).

Ayunar al estilo El Método CLEAN7

Por todas las razones anteriores, introduje el ayuno como uno de los pilares de El Método CLEAN7. Al aumentar gradualmente el intervalo de tiempo entre la última comida del día y la primera del siguiente durante los primeros tres días del programa, estamos entrenando al cuerpo para comenzar a entrar en el estado de ayuno y dejarlo allí por más tiempo cada día. El día 4, tu cuerpo estará listo para sumergirse en el estado de ayuno más plenamente, y eso es exactamente lo que harás al ayunar durante veinticuatro horas. Para cuando rompas el ayuno el día 5 con una comida líquida (un licuado o batido), habrás puesto tu cuerpo en estado de ayuno y disfrutado de él durante un tiempo. Esto potencia todo lo que tratamos de lograr al hacer El Método CLEAN7. La detoxificación se intensifica en veinticuatro horas a un nivel que de otro modo tomaría varios días lograr. Tu cuerpo entra en un estado de máxima sanación y reparación. El Método CLEAN7 es la manera perfecta de tener tu primera experiencia de ayuno. Prepara tu cuerpo durante tres días antes de ayunar para garantizarte que la experiencia sea curativa y rejuvenecedora. También es la manera perfecta de introducir el ayuno en tu vida a largo plazo.

Cuando ingresas al estado de ayuno, creas las condiciones necesarias para que tus genes descansen de activar el control de daños y el sobrealmacenamiento innecesario. Tus genes reconocerán este estado y, en cambio, podrán activar otras actividades más intensamente. Para ellos será como tener una buena noche de sueño después de un año de insomnio. Tu intestino comenzará a aplanarse de una manera y con una velocidad que nunca antes habías experimentado. También sentirás la libertad de no tener que planear tu próxima comida. Te liberarás momentáneamente de la ansiedad que esto conlleva. Tendrás más tiempo y más energía para hacer otras cosas. Las células de la pared intestinal podrán comenzar a repararse más rápido, o incluso por primera vez en mucho tiempo. Tu sueño alcanzará nuevas profundidades. Tu hinchazón se reducirá de forma dramática. Si tienes hoyuelos, los notarás más agudamente. Eventualmente, quizá veas hoyuelos que ni siquiera sabías que tenías, o que no has visto desde que eras adolescente. Suceden cosas cuando ingresas y permaneces en el estado de ayuno de forma intermitente durante algunas horas, lo que no pasará de ninguna otra manera, incluso si realizas un plan de detoxificación durante un año completo. Tienes que experimentarlo. Esta es la inyección de combustible para el motor de El Método CLEAN7.

Los tres pilares de El Método CLEAN7 (la medicina funcional, la medicina ayurvédica y el ayuno intermitente) se complementan y potencian mutuamente. Es por eso que en siete días verás resultados que de otro modo te tomaría mucho más tiempo lograr. A mí me llevó décadas de estudio, investigación y pruebas encontrar la información y las prácticas que he incluido en El Método CLEAN7. Tú los obtendrás en siete días y te durarán toda la vida.

3

Preparándote para
El Método CLEAN7

Estás a punto de comenzar El Método CLEAN7, un programa de detoxificación de una semana, basado en principios de la medicina funcional, la medicina ayurvédica y el ayuno intermitente. En términos prácticos, la medicina funcional hará que evites ciertos alimentos conforme a la dieta de eliminación, que incluye a todos aquellos con mayor probabilidad de desencadenar sensibilidades, como la leche, el gluten y las verduras solanáceas, así como cualquier producto similar a los alimentos y cargado de químicos tóxicos. Remplazarás los alimentos tóxicos y disparadores con alimentos integrales ricos en nutrientes (consulta «Alimentos para disfrutar» en la página 186). La medicina ayurvédica personalizará aún más tu dieta según tu constitución de dosha y ayudará a apoyar el proceso de detoxificación mediante el uso de hierbas en forma complementaria. Seguir el protocolo de El Método CLEAN7 para las comidas dará como resultado un ayuno intermitente. Comenzarás con aproximadamente doce horas entre la cena y el desayuno del día siguiente, aumentando hasta un ayuno de veinticuatro horas, mientras bebes mucho té de hierbas y agua.

¿El Método CLEAN7 es para ti?

Si estás embarazada o amamantando, no es el momento de involucrarte en ningún programa de detoxificación. Este es un momento para descansar y cuidar a tu bebé y a tu persona. También, si tienes alguna enfermedad avanzada que requiere medicamentos y atención profesional, realiza este programa sólo bajo la supervisión directa de tu médico. Los medicamentos que necesitan niveles sanguíneos consistentes pueden absorberse más o menos con cualquier cambio drástico en la dieta, lo que puede conducir a cambios en los niveles sanguíneos. Los antiarrítmicos, antiepilépticos, anticoagulantes, hormonas y agentes de quimioterapia son ejemplos de los medicamentos que pueden verse afectados por un programa de detoxificación. Los diabéticos de tipo 1 deben intentar cualquier programa de este tipo sólo bajo la estrecha supervisión de alguien con experiencia en él. Si perteneces a alguna de estas categorías, consulta a tu médico antes de intentar hacer El Método CLEAN7, o mejor aún, busca un profesional de la medicina funcional en tu región (puedes buscar por código postal [en Estados Unidos] en www .ifm.org/find-a-practitioner/).

Para realizar con éxito el programa El Método CLEAN7, necesitarás ciertos materiales e ingredientes, efectuar ciertos preparativos y poner tu mente en el lugar correcto. Si sientes una especial toxicidad, o incluso si no, pero deseas una transición más suave, puedes prepararte con una limpieza previa. Veamos estos pasos uno por uno.

Establece tu intención y enciéndela

No hay nada tan poderoso como el deseo de prender fuego a tu intención. Cuando realmente desees algo, lo harás posible y no dejarás que nada se interponga en tu camino. Piensa en las otras cosas que realmente has deseado en tu vida, ya sea estar con cierta persona, tener un hijo, lograr ciertas metas profesionales o incluso tener unos zapatos fabulosos en particular. Lo más probable es que hayas logrado todo eso. Incluso si no sabes cómo o si deberías ir tras esa persona, cosa o estado de ser que deseas, saltas los obstáculos para conseguir lo que quieres. En este caso, no hay nada acerca de lo cual no sentirse seguro: las instrucciones son fáciles de seguir. Lo que necesitas aportar es tu compromiso, y será más fuerte cuanto más lo desees. Puedes alimentar tu deseo de algo si visualizas lo que puede hacer por ti:

- Visualízate como alguien diferente. Cierra los ojos e imagina tu vida hoy. ¿Cómo te ves en un día típico? ¿Cómo te sientes?

- ¿Qué significaría verte y sentirte más joven, y tener más energía y entusiasmo por la vida? ¿Cómo se sentiría eso?

- ¿Cómo se sentirían tu familia y amigos cercanos si desaparecieran los problemas de salud que te limitan?

- ¿Cómo te beneficiaría en términos sociales, financieros, espirituales y emocionales vivir en un estado de energía vibrante y claridad mental?

Visualiza estas posibilidades en detalle; percibe cómo se sentirían. Observa que la chispa del deseo desata un incendio cuando comienzas a sentir la posibilidad de un cambio. Establece tu intención de comprometerse con el programa desde el día 1 y complétalo. Mantén una visión sólida de los cambios positivos que traerá El Método CLEAN7 a tu vida.

Imprime el protocolo El Método CLEAN7

Asegúrate de tener el protocolo para los siete días a tu alcance en todo momento. Imprime una copia de la imagen a continuación, toma una foto con tu teléfono celular o haz una copia en papel para pegarla en tu refrigerador o tablero de mensajes. De esa forma, ya sea que estés en casa o fuera, nunca estarás sin él.

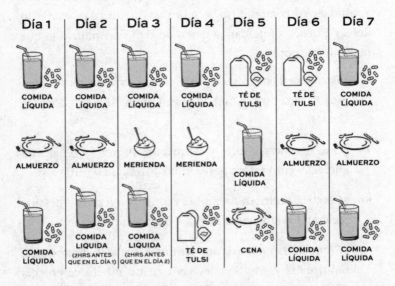

La comida líquida puede consistir en una batida, un licuado o una sopa.

Como puedes ver, la ilustración indica claramente si tendrás una comida sólida regular o una comida líquida y cuándo, así como los periodos de tiempo en los que no estás comiendo. Mientras ayunas, tomarás té de tulsi, que también se recomienda entre comidas. Ten en cuenta también que el horario de tu cena líquida cambia a medida que avanzas hacia la mitad de la semana, aumentando hasta tu ayuno de veinticuatro horas a partir del día 4. Debes efectuar tu cena líquida más temprano cada día durante los primeros tres días. Te guiaré por los detalles del día a día en el capítulo 4.

Determina tu dosha ayurvédico

Como se mencionó, he elegido incluir este principio ayurvédico clave, ya que ayuda a personalizar este programa a tu tipo específico. Te ayudará a determinar qué alimentos evitar, además de los de la dieta de eliminación, para intensificar y acelerar aún más la detoxificación. Los alimentos también tienen su propio dosha, por así decirlo, o elemento predominante, que puede desequilibrar el tuyo. Los alimentos ardientes amplificarán el fuego en interior, por lo que evitarlos beneficiará a alguien con una constitución predominantemente ardiente. El efecto es acumulativo: cuanto más fuego comas, más se alimentará el tuyo. Es una transacción energética principalmente, no tanto bioquímica, como una reacción alérgica en la que intervienen inmunoglobulinas. Esta es la razón por la que la lista de alimentos a evitar para tu dosha no es tan estricta como la de alimentos a evitar de la dieta de eliminación. Si ambas te resultan demasiado limitantes, puedes ser flexible y seguir comiendo algunas cosas de la lista de alimentos a evitar para tu dosha, para que no sientas ganas de abandonar o no comenzar en absoluto.

Responde el cuestionario de dosha (página 188) dos veces. La primera, basa tus respuestas en lo que es más consistente en tu vida, el estado en que has pasado la mayor parte de tu vida. La segunda vez, basa tus respuestas en cómo te has sentido más recientemente, en las últimas semanas o meses. El primer resultado indicará tu tipo de dosha primordial (tu prakriti). El segundo mostrará tu estado actual de desequilibrio (tu vikriti). Para El Método CLEAN7 utilizarás el dosha indicado por tu vikriti. Si el resultado muestra la misma cantidad de respuestas para dos doshas, o la misma para los tres doshas, deberás seguir las pautas para tu prakriti. Si tienes dos o tres doshas puedes alternar entre las recetas para los dos doshas o todas ellas respectivamente.

Luego, consulta las listas de alimentos específicos para cada dosha de El Método CLEAN7 (página 190) para saber cuáles evitar.

Para facilitarte las cosas una vez que hayas determinado tu dosha desequilibrado predominante actual, el chef James Barry ha creado tres conjuntos de recetas diseñadas específicamente para cada dosha (páginas 190–207). Por otro lado, siempre que sigas las pautas, siéntete libre de hacer tus propios platos. Revisa las recetas y elige algunas que te atraigan, y asegúrate de tener los ingredientes a la mano antes de comenzar El Método CLEAN7.

En resumen: responde el cuestionario de dosha en la página 188 dos veces, una refiriéndote a tu vida en general (prakriti), y otra a tu tiempo presente (vikriti). Sigue la pauta de dosha para tu vikriti resultante durante El Método CLEAN7. Si tu vikriti está en equilibrio (no hay una respuesta predominante para un solo dosha), haz entonces El Método CLEAN7 de acuerdo con tu prakriti.

Consigue tus hierbas ayurvédicas

Aunque puedes hacer El Método CLEAN7 sin hierbas ayurvédicas y obtener excelentes resultados, usarlas hará que funcione aún mejor. En el gráfico del protocolo para El Método CLEAN7 en la página 72, notarás que el té de tulsi está permitido todo el día, todos los días, y que será lo único que tomarás durante tus tiempos de ayuno; sin embargo, también puedes tomar otros tés de hierbas.

Idealmente, tomarás cuatro suplementos herbales: tulsi, cúrcuma, ashwagandha y triphala. Estas son las hierbas de detoxificación favoritas del doctor Narendra. Las mujeres quizá quieran usar además shatavari, conocida en India por equilibrar las hormonas femeninas. Si no tienes problema con suplementos adicionales, también puedes agregar moringa y brahmi. (Para una exploración de todas estas hierbas, visita www.cleanprogram.com/clean7). Me doy cuenta de que son muchos suplementos, y es posible que no quieras probarlos todos a la vez o que no puedas adquirirlos. No te preocupes, El Método CLEAN7 te dará resultados sin las hierbas. Agregarlas es como presionar el pie sobre el acelerador. Recomiendo mucho usarlas. Si debes elegir una sola, que sea tulsi en forma de cápsula (también beberás té de tulsi en todo momento). Si eres mujer y puedes agregar otra, que sea shatavari. Lo siguiente a agregar es triphala, seguida de cúrcuma, ashwagandha, brahmi y moringa. Ese es el orden ideal para agregar hierbas a tu programa, pero funcionarán independientemente del orden. Podrías sólo usar brahmi y moringa y obtener resultados sorprendentes.

El tulsi, también conocido como albahaca sagrada, es la única hierba que tomarás como suplemento y como té. Te sugiero que tomes los suplementos herbales con cada comida o con té y no como una comida durante los periodos de ayuno. Sin embargo, sigue las instrucciones en la etiqueta, ya que la cantidad de hierba en las cápsulas de cada marca puede variar. Recomiendo la marca ORGANIC INDIA porque sé personalmente que las hierbas se cultivan de manera genuinamente orgánica, y también se plantan, cosechan y preparan siguiendo auténticas instrucciones ayurvédicas, pero obviamente hay más por ahí. Si vives cerca de una tienda de alimentos saludables bien surtida o un Whole Foods Market, deberías poder encontrar todas las hierbas mencionadas. Si no, todas están a la venta en Amazon. Para obtener información específica sobre las hierbas ayurvédicas, visita www.cleanprogram/clean7.

Prepara tu cocina y tu hogar

Parte de tu desafío para la próxima semana será organizar tu cocina para que sea lo más fácil posible preparar tus comidas líquidas y sólidas. Si también cocinas para tu familia, podría resultarte más fácil comer primero (o preparar lo tuyo más temprano en el día), para que no sientas hambre mientras haces la comida para los demás. Haz de este desafío parte de tu compromiso con tus propios objetivos. Después de los primeros dos días, te sentirás con menos hambre y la tentación se debilitará o incluso podría desaparecer. Ten en cuenta que cualquier cosa que hagas por ti, al final beneficia a toda la familia. Quizá tu pareja, coinquilino o una amistad te ofrezca prepararte el desayuno o la cena algunas veces durante la semana, o incluso te propondrá detoxificarse contigo. Y no te sientas culpable si ocasionalmente les pides a otros que se adapten a tus necesidades.

En una nota más práctica, son útiles tres electrodomésticos de mostrador, de los cuales tal vez ya tengas algunos o todos. Una buena licuadora es esencial para elaborar los deliciosos batidos que disfrutarás. Un procesador de alimentos y una olla eléctrica multiprograma (Instapot, por ejemplo) facilitan la preparación y reducen el tiempo de cocción para otras recetas. (Consulta la página 219 en la «Introducción a las recetas» de El Método CLEAN7). Si todavía no tienes uno o más y no tienes disposición para invertir en ellos, quizá podrías pedirlos prestados a un amigo o vecina. O simplemente pasa un poco más de tiempo preparando las verduras, y confía en tus ollas y sartenes actuales.

Elimina los alimentos tóxicos

Revisa las listas de alimentos a evitar para tu dosha y la dieta de eliminación (página 190) y haz un inventario de tu refrigerador, congelador y despensa. Algunos, como las verduras de la familia de las solanáceas, no son malos en sí; simplemente los estás eliminando por el momento. Pero muchos en esa lista son productos procesados similares a los alimentos, llenos de químicos tóxicos. Consulta las listas de ingredientes en las cajas, frascos, bolsas, tubos y latas de comida. Es probable que estén llenos de conservadores, saborizantes, estabilizadores, colorantes, texturizadores y organismos genéticamente modificados (OGM), y eso sólo para empezar. Si vives sin compañía, deséchalos. Si tu familia no va a tomar amablemente una purga repentina de sus alimentos favoritos, simplemente colócalos en un cierto estante del refrigerador, el congelador y la despensa, y pide su comprensión por el momento. (Para más vínculos a recursos para detectar fuen-

tes tóxicas en tu cocina y qué hacer al respecto, visita www
.cleanprogram/clean7).

¿Qué son los alimentos integrales?

En su mayor parte, los alimentos integrales son aquellos que
encuentras tal como en la naturaleza. Un alimento integral
también puede ser orgánico, pero no todos los alimentos integrales son orgánicos. Además, en el momento en que las verduras y frutas se procesan con azúcar agregada, conservadores,
saborizantes y otros productos químicos, ya no son alimentos
integrales. Una pera que nada en una lata de almíbar ya no
califica. Tampoco un paquete congelado de verduras salteadas
en una salsa. Por otro lado, la fruta congelada «tal cual» sigue
siendo un alimento integral. En general, un alimento integral
es algo que contiene sólo lo que la naturaleza produjo, pero
ese no es el único criterio sobre el cual basar tus elecciones
dietéticas. En aras de la simplicidad, consideremos alimento
integral cualquier cosa que no haya sido empacada o procesada
de ninguna manera. Piénsalo de esta manera, los alimentos
integrales son lo que tu tatarabuela reconocería como comida
si pudieras traerla de vuelta y llevarla a un supermercado
moderno. El programa El Método CLEAN7 te dará los mejores
resultados si evitas cualquier producto animal y lo haces completamente a base de plantas. También funciona mejor para
el planeta. Sin embargo, si no renunciarás a ellos, lo más importante en lo que hay que gastar, incluso con un presupuesto
ajustado, es en productos orgánicos de origen animal. Cuando
se trata de productos animales, el asunto es más complicado.
Las toxinas se acumulan a medida que suben por la cadena
alimentaria. Busca pollo orgánico alimentado con pastura y

libre de hormonas, carne de ganado alimentado con pasto, y pescado capturado en la naturaleza en lugar de procedente de granja. Sí, cualquier pechuga de pollo o filete de pescado es un alimento integral, pero según la vida que vivió el animal antes de llegar al supermercado, puede ser algo que debas consumir, o no.

Una vez que comprendas qué ingredientes necesitarás para las comidas sólidas y líquidas de El Método CLEAN7, descubre dónde puedes comprar los ingredientes más sanos posibles. Visita los mercados locales de agricultores, las tiendas de alimentos naturales o un supermercado con una buena selección orgánica. Otra opción es unirse a una CSA (*Community Sponsored Agriculture*, asociación agrícola comunitaria). Muchas de ellas entregan productos cultivados por agricultores locales hasta tu puerta semanalmente. Otra forma de estirar el dinero para tus alimentos es optar por los productos orgánicos que tienen mayor probabilidad de estar contaminados con pesticidas, y comprar las verduras y frutas cultivadas de manera convencional que tienen menos riesgo de estar contaminadas. Las frutas más importantes de comprar como orgánicas son las de piel delgada, como los duraznos, manzanas y frutas del bosque, mientras que debes preocuparte menos por las de piel gruesa como los aguacates y la piña, cuya piel se quita antes de comer. El Environmental Working Group es un grupo de activistas que han elaborado listas de «Los doce del patíbulo» (página 82) y «Los quince limpios» (página 83), respectivamente, las cuales pueden guiar tus elecciones. También puedes descargar listas portables de ambos rubros en www.ewg.org. Haz lo mejor que puedas y lo que tu bolsillo te permita. Por último, ya sean orgánicos o no, asegúrate de lavar siempre tus productos con agua pura.

Seguir el protocolo El Método CLEAN7 reducirá significativamente la carga tóxica de tu cuerpo. Comer sólo o principalmente alimentos integrales, principalmente plantas, orgánicos siempre que sea posible y si puedes permitírtelo, es el camino a seguir. Una vez que dejes de comprar costosos productos procesados similares a los alimentos, puedes reutilizar algo de tu dinero ganado con tanto esfuerzo para gastarlo en alimentos orgánicos. Además de los que necesitas para El Método CLEAN7, asegúrate de comprar algunos artículos que te ayuden a resistir los antojos, como las nueces crudas y tés de hierbas.

EL CONFUSO MUNDO DE LA COMIDA ORGÁNICA

La mayoría de los alimentos envasados están cargados de conservadores que matan las bacterias y otros microbios, así como también aditivos para darles aroma, textura y color apetitosos. Los aceites y grasas hidrogenados ayudan a mantenerlos frescos, pero estas grasas tóxicas pueden dañar tus propias células. Cuando consumes una dieta de alimentos integrales, omites los conservadores necesarios para extender la vida útil de los productos similares a los alimentos, sin los cuales se echarían a perder. Pero incluso la mayoría de las verduras, frutas, carne, pescado y lácteos son «intervenidos» para evitar la contaminación por bacterias y los resultantes retiros de productos que les quitan el sueño a los ejecutivos de las industrias de alimentos, supermercados y cadenas de restaurantes. La irradiación de alimentos, una tecnología que extiende su vida útil, se considera como una póliza de seguro contra tales eventos, pero priva incluso a los alimentos integrales de algunos de sus valores nutricionales y enzimas útiles. Los alimentos que han sido irradiados no pueden ser etiquetados como USDA Organic (orgánico certificado por el Departamento de Agricultura de Estados Unidos).

Sin embargo, esta etiqueta indica sólo que no menos del 95 % de un alimento es orgánico. Otra etiqueta, USDA 100% Organic, asegura que es completamente orgánico. Confuso, ¿verdad?

Muchas verduras y frutas se cosechan antes de que maduren para evitar golpes y permitirles viajar mejor sin estropearse. Cuando llegan a su destino, los tomates, los plátanos, las peras y algunas otras frutas son encerradas en un almacén y bombardeadas con gas etileno sintético para acelerar el proceso de maduración. Si se dejan madurar en la planta o el árbol, estas frutas producirían naturalmente su propio gas etileno. A diferencia de la irradiación, que es un proceso artificial, como el gas etileno se produce naturalmente, este proceso de almacenamiento puede usarse en alimentos etiquetados como «orgánicos». Ya sea que hayan sido transportados en camión por el país o traídos en avión desde otra nación, la mayoría de los alimentos, es decir, los alimentos industrializados, están expuestos a un estofado tóxico de fertilizantes, pesticidas e insecticidas. En nuestra sociedad, la apariencia importa. Algunas frutas y verduras pueden ser enceradas

Continúa en la siguiente página

o tratadas con otros procedimientos cosméticos para mejorar su apariencia. Acumulados uno sobre otro, estos procesos convierten en veneno gran parte de lo que encuentras en el supermercado promedio.

LOS DOCE DEL PATÍBULO

Cuando se cultivan de manera convencional, los siguientes alimentos tienen más probabilidades de ser tratados con pesticidas, comenzando con los más fuertemente contaminados al inicio de la lista. Trata de comprar versiones orgánicas de estas frutas y verduras.

1. Fresas
2. Espinacas
3. Nectarinas
4. Manzanas
5. Uvas
6. Duraznos
7. Cerezas
8. Peras
9. Tomates
10. Apio
11. Papas
12. Pimientos dulces

LOS QUINCE LIMPIOS

Cuando se cultivan de manera convencional, los siguientes alimentos tienen menos probabilidades de estar contaminados con pesticidas, comenzando con los menos contaminados al inicio.

1. Aguacates
2. Maíz dulce
3. Piñas
4. Col
5. Cebollas
6. Chícharos dulces
7. Papayas
8. Espárragos
9. Mangos
10. Berenjenas
11. Melón verde o chino
12. Kiwis
13. Melón anaranjado
14. Coliflor
15. Brócoli

Comienza un diario

La memoria es algo extraño. Por esta razón y para que puedas ver el impacto del programa El Método CLEAN7, te recomiendo mucho mantener un registro de tu experiencia, ya sea en papel o en tu computadora o *laptop*, lo que te resulte más cómodo y accesible. Una aplicación de grabación en tu teléfono celular es otra opción.

Antes de comenzar a escribir en tu diario de El Método CLEAN7, realiza la auditoría de El Método CLEAN7 (página 92). Escribe primero tu visión de tu nuevo yo, tu intención y los resultados que deseas lograr en la próxima semana y después. Incluye cualquier viejo hábito que ya no te funcione. ¡Sabes cuáles son! Enumera los nuevos hábitos con los que planeas remplazarlos para alcanzar tu máximo potencial. Además de registrar lo que has estado comiendo y bebiendo y cómo te hizo sentir, por ejemplo, también podrías notar los momentos o situaciones en que sentiste una mayor tentación hacia alimentos que sabes que no son buenos para ti. Registra cualquiera de tus síntomas o afecciones actuales como punto de referencia, para ver si cambian en el futuro. Es probable que algunos no mejoren en una sola semana, pero puede ser que lo hagan con el tiempo, si te mantienes *clean*.*

Luego, durante la semana siguiente, realiza un seguimiento de tu progreso, incluidas las experiencias, emociones, pensamientos o cambios en la calidad de tu sueño. Vuelve a consultar tus respuestas a la auditoría de El Método CLEAN7 antes mencionada y observa cualquier cambio, así como en tu apariencia y estado mental. Asegúrate de anotar los impulsores de detoxificación a los que te dedicas cada día. Revisar tu diario una vez que termines el programa debería ayudarte a determinar qué opciones de dieta y estilo de vida funcionan mejor para ti en el futuro. Revisar tu diario en una fecha posterior podría motivarte a embarcarte en otra semana de El Método CLEAN7 más adelante. (Si decides permanecer en El Método CLEAN7 durante una o dos semanas más, y luego reintroduces gradualmente los alimentos que eliminaste al comienzo del programa, tu diario te ayudará a identificar sensibilidades a alimentos que es mejor evitar o limitar en adelante).

---

* (N. de la t.): Juego de palabras intraducible. En inglés, «limpio», libre de toxinas.

Toma fotos de antes

Ya sea que registres tu progreso en un diario, o no, tómate una selfie o dos antes de comenzar El Método CLEAN7. Tómala contra una pared vacía para minimizar las distracciones y mantener el foco en ti. Pégala en tu diario de papel o adjúntala al electrónico. Haz lo mismo a la mitad y al final de la semana, o cada día, desde el mismo ángulo y distancia y con iluminación similar. Si estás escribiendo uno, pega las fotos en tu diario físico o electrónico. Apuesto a que te sorprenderá gratamente la transformación. Tu cara y la manera en que te queda la ropa serán una prueba contundente de la diferencia que El Método CLEAN7 puede hacer en tu apariencia.

No hay una única forma de organizar y llevar a cabo El Método CLEAN7. Si no te gusta planificar, puedes preferir simplemente mirar las recetas a diario y avanzar día por día. Te aconsejo que tengas a la mano todos los ingredientes que necesitarás para la semana. Independientemente de cómo decidas continuar, lee todo este capítulo, que te preparará para El Método CLEAN7. Si llevar un diario no es lo tuyo, realiza un seguimiento de los elementos básicos diarios con el planificador de El Método CLEAN7, que se describe a continuación.

Conoce a tus enemigos

Puedes experimentar algunos de los siguientes obstáculos cuando comiences El Método CLEAN7, pero una vez que sepas cuáles pueden ser estos enemigos y cómo lidiar con ellos, podrás superarlos más fácilmente.

Hambre

Lo que llamamos hambre generalmente es sólo una sensación que tenemos, más exactamente llamada «deseo de comer». Tu cuerpo te pedirá las cosas a las que está habituado o es adicto, y te exigirá consumirlas. Esto es lo que la gente quiere decir cuando afirma «Tengo hambre». O puede ser sólo la necesidad de consolarse, distraerse o insensibilizarse. Cuando aparezca esta sensación, no comas; en cambio, trata de tomarte un momento, pon atención a ella y ve si puedes llegar al fondo: ¿qué es realmente? ¿Cuál es el sentimiento detrás de ella? Por lo general, cuando le prestas toda tu atención, la incómoda sensación de «hambre» pasará y tendrás más control de tus antojos. La deshidratación también puede manifestarse como hambre. Intenta mejor tomar un vaso de agua. Haz algunas respiraciones, muévete un poco, toma un poco de aire fresco, encuentra algo más en que ocupar tu mente.

Hay momentos en los que no querrás molestarte en analizarlo. Sólo necesitas masticar algo. Siéntete libre de picar alimentos integrales y frescos como zanahorias o palitos de jícama, apio con hummus o rodajas de manzana cubiertas con crema de almendras. Las nueces, las semillas y las aceitunas son ricas en grasas y proteínas, lo que las hace llenadoras y energizantes, a diferencia de los carbohidratos simples de las galletas saladas o de arroz, que te dejarán con hambre nuevamente después de un rato. Comer refrigerios de cualquier alimento sólido después de tu cena líquida interferirá con la ventana de ayuno, pero el té de tulsi está bien. Los refrigerios están permitidos, pero debes saber que cuanto menos comas, más fuertes serán tus resultados. No se permiten refrigerios entre la cena y el desayuno o durante el periodo de ayuno de veinticuatro horas.

Antojos

Si tienes antojos de alimentos azucarados, con almidón o lácteos, descubrirás que, junto con las bebidas con cafeína, a menudo pierden su atractivo una vez que comienzas El Método CLEAN7. Es posible que tengas antojos en los primeros dos días del programa, pero muy pronto podrás bajar de esa montaña rusa de altibajos energéticos. Anhelar alimentos tóxicos es una señal clásica de encontrarte en un estado tóxico. Pero cuando comienzas a detoxificarte, creas un equilibrio que reduce los antojos de alimentos azucarados, almidonados y cargados de químicos. En cambio, es probable que tu cuerpo desee verduras frescas, frutas y otros alimentos reales. Mejorar el ambiente dentro del cuerpo tiene mayores posibilidades de corregir los malos hábitos alimentarios que confiar en la pura fuerza de voluntad. Cuando estás en forma y saludable, anhelas alimentos que mantengan ese estado.

Dicho esto, interrumpir hábitos arraigados siempre es un desafío, y hacer cambios en lo que has comido y bebido durante años es particularmente difícil. Tal vez te sientas irritable o de mal humor cuando comiencen estos cambios. A pesar de que el programa El Método CLEAN7 aborda estos problemas tanto nutricional como fisiológicamente, es posible que aún se te antojen los mismos alimentos que tratas de eliminar. Nuevamente, maximiza tus posibilidades de éxito al tener alimentos buenos para ti, como nueces crudas y tés de hierbas, siempre a la mano cuando llegue el antojo, si sucede.

Presión social

Establece un pequeño sistema de apoyo de amigos y familiares de confianza antes de comenzar El Método CLEAN7.

Como criaturas sociales, funcionamos mejor con el apoyo de otros. Explica brevemente lo que estás haciendo y por qué te produce comodidad. Expresa con claridad que no estás pidiendo permiso o aprobación. Comprendes y aprecias que puedan estar preocupados, pero también esperas que respeten tu criterio. No te sorprendas si descubres que una vez que las personas averiguan que estás haciendo un programa de detoxificación, de repente tienes a varios «expertos» alrededor que te ofrecen consejos, cuestionan lo que estás haciendo o intentan convencerte de que incluso un programa tan corto con sólo un ayuno de veinticuatro horas es un esfuerzo arriesgado. La mayoría no entienden qué es el ayuno intermitente y pueden confundirlo con un programa radical de beber sólo agua.

¿Qué hacer? No preguntes, no digas, y no entres en muchos detalles. No es necesario compartir con amigos casuales, conocidos o compañeros de trabajo lo que estás haciendo. Lo que almorzarás la mayoría de los días es una comida «normal». Mucha gente toma licuados o batidos como desayuno estos días, por lo que llevar uno al trabajo para desayunar o como comida al caer la noche no debería sorprender. Si te invitan a comer pizza o hamburguesas como almuerzo con tus compañeros de trabajo, sólo di que tienes otros planes o que llevaste tu comida de casa y no quieres desperdiciarla, pero te encantaría acompañarlos en otra ocasión. Considera comenzar El Método CLEAN7 un fin de semana, cuando puedes seguir tu propio horario y acostumbrarte al programa antes de que llegue el lunes y tengas que integrarlo a tu vida laboral.

Estreñimiento

Se esperaría que tus intestinos hagan trabajo pesado esta semana. Si no, algo está mal. Los buenos movimientos intestinales siempre son cruciales, pero especialmente durante un programa de detoxificación. Haz todo lo que esté a tu alcance para favorecer las deposiciones diarias.

Mezclar fibra en forma de col rizada, acelga y otros vegetales de hoja verde en tus comidas líquidas ayuda a asegurar que tengas deposiciones regulares.

Otro abordaje del estreñimiento es simplemente realizar mayor actividad. Brincar arriba y abajo en un trampolín o saltar la cuerda de hecho ayuda a «mover las cosas». Lo mismo ocurre con las caminatas largas y practicar yoga, gracias a la torsión y tonificación de tu cuerpo por dentro como por fuera. Acostarte bocarriba y abrazar las rodillas contra el pecho es una postura especialmente útil, como simplemente ponerse en cuclillas. Tu instructor de yoga tal vez sugiera otras posturas, o puedes verlas en internet. Si necesitas usar un laxante, asegúrate de que sea natural. Mi favorito es Intestinal Formula #1, de Dr. Schulze. El magnesio en forma de suplemento también ayuda; el carbonato de magnesio es el más efectivo. Toma un baño caliente de tina, lee un libro o ve tal vez algo divertido en la televisión, ya que la risa ayuda a reducir el estrés y libera los músculos del colon. Intenta despertar una o dos horas antes de que necesites estar en cualquier lugar por la mañana y bebe dos vasos de agua caliente o tibia con limón. Tener evacuaciones diarias es realmente importante. Si pasas un día sin tener ninguna, considera hacer una irrigación colónica ese día o el siguiente. He descubierto que es muy útil tener a la mano dispositivos autoadministrables como el Implant-O-

Rama (www.implantorama.com). Para más soluciones al estreñimiento, visita www.cleanprogram/clean7.

Dolores de cabeza

Durante la próxima semana, puedes experimentar síntomas de abstinencia como resultado de la eliminación de ciertos alimentos y bebidas, particularmente azúcar, cafeína y alcohol, así como una gran cantidad de productos químicos en los alimentos procesados. Los dolores de cabeza pueden ocurrir principalmente durante el primer día o dos del programa. En lugar de tomar medicamentos de venta libre como Advil, resiste los dolores de cabeza. Pasarán. Sin embargo, si no puedes soportarlos, acuéstate o toma una siesta. El magnesio ayuda con los dolores de cabeza y el estreñimiento. O sal a caminar o practica yoga o haz algunos ejercicios de estiramiento. El masaje o la acupuntura pueden lograr maravillas con el dolor de cabeza. Si bien tomar un medicamento de venta libre proporciona alivio en el corto plazo, el dolor de cabeza puede regresar aumentado una vez que el medicamento desaparezca, además de que éstos sólo agregan más toxinas a tu cuerpo.

Malos sueños, irritabilidad y cambios de humor

Cuando alientas al cuerpo a liberar toxinas, como lo haces con El Método CLEAN7, también depuras toxinas imponderables por el estrés y la ansiedad, incluidas emociones negativas estancadas por traumas pasados. No es raro experimentar malos sueños o emociones desagradables, no te preocupes; pasarán. Sólo asegúrate de no descargarlas con personas inocentes.

Además, prepárate para momentos ocasionales en que tu

resolución de completar El Método CLEAN7 puede vacilar. Eso es perfectamente normal. No te juzgues por tener tales pensamientos. Sólo recuerda hacer valer tu deseo original y sigue adelante. El Método CLEAN7 es un proceso y un solo momento de debilidad, como tomar una copa de vino o comer una papa horneada no es razón para dejarlo. Sí, es un paso atrás, pero todo lo que necesitas es volver al camino y seguir adelante. El hecho mismo de que consideres esto como un desliz es una prueba de que quieres cambiar, lo cual es algo positivo. Aférrate a ese pensamiento y vuelve a comprometerte a seguir fiel al programa por el resto de la semana.

Aburrimiento, impaciencia e incumplimiento

- *Aburrimiento/impaciencia:* Si te sientes mucho mejor, con menos toxicidad e inflamación antes de completar El Método CLEAN7, es posible que te preguntes: «¿Realmente necesito aguantar otras 48 horas?». Sí, aguanta. Diseñé El Método CLEAN7 para lograr excelentes resultados en siete días. Quizá te sientas mucho mejor, pero no sabrás cuánto mejor puedes sentirte a menos que simplemente aguantes un par de días más.

- *Incumplimiento:* ¿Qué sucede si a pesar de tus mejores intenciones, la vida interviene? Tal vez una alteración emocional te derrumba, y te saca de El Método CLEAN7. Digamos que sucede el día 5. Todo lo que tienes que hacer es repetir el día 5 y seguir desde allí. No pierdas ni un minuto culpándote. Alternativamente, si decides hacer El Método CLEAN7 a tu manera, haciendo comidas sólidas cuando se especifican líquidas o consumiendo cosas de la lista de alimentos a evitar, tal vez consigas algunos resultados, pero no los que puedo predecir de manera confiable si sigues el programa al pie de la letra. Entonces, aquí tienes un poco de sinceridad afectuosa: si te alejas de estos principios, es posible que quieras tomar un descanso y repetir el programa adecuadamente en unas pocas semanas con una mentalidad diferente.

LA AUDITORÍA DE EL MÉTODO CLEAN7

Las siguientes preguntas te darán una idea de tu nivel de toxicidad, que señalarán tus respuestas «sí».

- ¿Tienes dolores de cabeza?
- ¿Con frecuencia te resfrías o contraes virus?
- ¿Tienes estreñimiento?
- ¿Tienes diarrea a menudo?
- ¿Te pican o lloran los ojos y la nariz en ciertos momentos del año?
- ¿Tienes alergias o fiebre del heno?
- ¿Te sientes a menudo con congestión o «mucosidad»?
- ¿Sientes inflamación después de comer?
- ¿No puedes perder peso a pesar de comer menos y hacer ejercicio?
- ¿Tu cara o partes de tu cuerpo están hinchadas?
- ¿Tienes círculos oscuros debajo de los ojos?
- ¿Tienes acidez estomacal regularmente?

- ¿Tienes flatulencias o gases a menudo?
- ¿Eructas mucho?
- ¿Tienes mal aliento o mal olor corporal?
- ¿Tienes una capa blanca fina en la parte posterior de la lengua por la mañana?
- ¿Deseas alimentos azucarados, con almidón o lácteos?
- ¿Tienes el sueño inquieto?
- ¿Tienes picazón, granos u otra afección de la piel?
- ¿Tus articulaciones o músculos presentan dolor o rigidez?
- ¿Tomas varios medicamentos recetados?
- ¿Sientes a menudo depresión, apatía o cansancio?
- ¿Tienes olvidos o dificultad para concentrarte?
- ¿Te enojas o frustras a menudo?

Todas estas condiciones pueden ser síntomas de toxicidad e indicaciones de que hacer el programa El Método CLEAN7 es exactamente lo que necesitas para comenzar el proceso de eliminación de toxinas físicas (y emocionales) de tu cuerpo (y mente). Otras señales claras incluyen una sensibilidad especialmente alta a los olores, como perfumes, líquidos de limpieza, gasolina, productos para el cuidado personal y aditivos en los alimentos procesados. Si te expones a productos químicos potencialmente tóxicos en tu hogar o lugar de trabajo, es casi seguro que necesitarás realizar programas de detoxificación con más frecuencia.

Continúa en la siguiente página

También te recomiendo encarecidamente que elimines o minimices dicha exposición (para vínculos a información sobre cómo detoxificar tu hogar, visita www .cleanprogram.com/clean7).

Las preguntas anteriores pueden haber sido una verdadera revelación. Por ejemplo, ¿sabías que la acumulación tóxica puede afectar tus emociones o tu capacidad de concentración? ¿O que algunos medicamentos recetados y de venta libre incluyen ingredientes tóxicos que se acumulan en tu cuerpo? ¿O que los dolores de cabeza y el sueño inquieto podrían estar relacionados con toxicidad? Si realmente necesitas medicamentos de venta libre, verifica si lo que necesitas pueden proporcionártelo compañías como Genexa (www.genexa.com), que hacen versiones más limpias de los más utilizados.

¿UNA LIMPIEZA PREVIA, O NO?

Si tuviste una mayoría de respuestas «no» a la auditoría de El Método CLEAN7, es probable que ya estés comiendo y viviendo relativamente *clean*. Sin embargo, si respondiste «sí» a cuatro o más de las preguntas anteriores, te recomiendo en serio hacer una breve limpieza previa para evitar por anticipado abstinencias más intensas. Para hacerlo, omite todos o la mayoría de los siguientes alimentos y bebidas durante los próximos tres días, y luego comienza El Método

CLEAN7 al día siguiente. Esto hará que todo sea más llevadero durante el programa e incluso permitirá que se profundice.

- Cafeína (a menos que sea en matcha, yerba mate o té verde)
- Alcohol
- Azúcar
- Todos los productos lácteos
- Huevos
- Aceites procesados como de canola
- Arroz blanco, trigo, maíz, cebada, espelta, kamut, centeno, triticale y avena
- Toronja, naranjas y jugo de naranja
- Verduras de las solanáceas: tomates, berenjenas, pimientos, papas
- Idealmente todas las carnes, pero como mínimo todas las carnes procesadas
- Camarones y otros mariscos
- Soya y productos de soya
- Cacahuates

Consejo de El Método CLEAN7: Considera hacer el programa con tu cónyuge, pareja o una amistad cercana. Podrán apoyarse y alentarse mutuamente, aumentando las posibilidades de éxito para ambos. Un grupo más grande es aún mejor, ya que las intenciones alineadas se potencian entre sí. He visto que muchas clases de yoga se unen y lo hacen en conjunto, así como departamentos enteros en ciertas compañías. Esta es una forma genial y divertida de hacerlo.

Consejo de El Método CLEAN7: Alinea tu red

Si planeas hacer al menos una irrigación colónica o recibir un masaje mientras te detoxificas, haz tu investigación previa para reservar una cita antes de comenzar El Método CLEAN7. Si alguno de estos impulsores de detoxificación es nuevo para ti, pide recomendaciones a amigos o profesionales de la salud o busca en internet para encontrar profesionales en tu región. Lo mismo vale para encontrar una sauna. No dejes esto para el último minuto o es poco probable que puedas disfrutar de estos beneficios de manera oportuna. La crioterapia, exponerte a temperaturas de congelación durante unos minutos, es algo que también puede impulsar tu programa. Los lugares que ofrecen crioterapia se están volviendo más populares. Lo más probable es que haya uno cerca de ti.

Prepárate para obtener excelentes resultados

Estos son algunos de los beneficios que puedes esperar:

Claridad mental

Algo sorprendente sucede cuando comienzas a eliminar ama, tu toxicidad acumulada, de tu cuerpo. Su frecuencia vibratoria más baja atrae pensamientos y emociones de vibración más baja. A medida que la carga comienza a reducirse, habrá más espacio para los pensamientos claros, así como para los creativos. A medida que la inflamación y otros procesos de adaptación disminuyen, la energía que se libera de ellos también contribuye a una mayor agilidad mental. Además, el estado de ayuno intermitente agudizará aún más tus sentidos y te dará la ligereza que necesitarías si vivieras en la naturaleza y tuvieras que buscar tu próxima comida. Tu ambición se fortalece, lo que se puede redirigir a cualquier cosa que desees lograr.

Ecuanimidad

Esta promesa de ecuanimidad, definida como «calma mental, compostura, uniformidad de temperamento», es algo importante. Y esto es exactamente lo que puede suceder. Pienso en el programa El Método CLEAN7 como yoga bioquímico y fisiológico. Al igual que el yoga, el programa El Método CLEAN7 se basa en la antigua sabiduría oriental. Y así como el yoga equilibra la mente por medio de movimientos físicos que activan rutas nerviosas benéficas que conducen a una mente más tranquila, el programa El Método CLEAN7 lo hace por medio de movimientos fisiológicos que conducen a un entorno celularbioquímico interno que fomenta lo mismo. El cerebro en tu intestino redirigirá su enfoque de las actividades de adaptación y supervivencia a otras que resultan en una mejor producción de serotonina y el equilibrio de otros neurotransmisores.

Las emociones son un componente importante de la limpieza, por lo que te puedes sentir más emocional, y tal vez llores más fácilmente de lo normal mientras haces El Método CLEAN7. Para la mayoría de nosotros, la comida no sólo satisface el hambre física, también alimenta nuestras necesidades emocionales. Es por eso que buscas el tarro de galletas si sientes fatiga o aburrimiento, o anhelas un helado después de una ruptura. Una vez que comprendas estas motivaciones, te habrás equipado mejor para eliminar el control que las emociones tóxicas tienen sobre ti y tus elecciones.

Pérdida de peso

Una vez conocí a un maestro espiritual que era famoso por dar a sus seguidores regalos costosos. Cuando se le preguntó por qué hacía eso, respondió: «Les doy a las personas lo que quieren con la esperanza de que eventualmente quieran lo que realmente tengo para darles». Me siento igual en cuanto al programa El Método CLEAN7. La realidad es que muchos queremos perder peso, independientemente de si es por razones de salud o no. Entonces sí, El Método CLEAN7 es una excelente manera de perder peso. Y hay muchas razones para ello. Parte de la acumulación de ama es el moco que se forma para amortiguar a las moléculas tóxicas. Este moco es una esponja que retiene agua y se atasca dentro y entre las células. Esta es la causa de la hinchazón en tu piel. Este moco comenzará a desprenderse, y con él el agua que retenía. Es posible que orines con más frecuencia que regularmente, incluso más de lo que esperarías al beber más agua. Esto causa una significativa pérdida de peso y reducción de la hinchazón. Así es como puedes perder una talla completa o dos en siete días, o usar *jeans* que sentiste demasiado ajustados durante años. Y es por eso que tu piel brilla y te ves mejor y más joven. Otra gran razón es que el sistema inmunitario en el intestino comienza a relajarse y a reducir su tamaño, al igual que un músculo inflado por levantar mucho peso se contrae cuando está bien descansado. Dado que el 80 % del sistema inmunitario está dentro y alrededor de tus intestinos, pueden volverse bastante abultados cuando están hiperactivos. Cuando ves a una persona con piernas y brazos delgados o normales, pero con una barriga sobresaliente, esto es lo que está sucediendo. El sistema inmunitario está levantando pesas. Y estás a punto de darle unas vacaciones de una semana. El bulto en tu abdomen se volverá significativamente menos tenso y más pequeño. Esto se traduce en mucho peso. Está bien hacer el programa El Método CLEAN7 sólo para perder peso. Está bien si lo haces para entrar en tu vestido de novia y verte genial para las fotos de la boda. Te apuesto lo que sea que no querrás olvidar cómo se siente, junto con los efectos generales en tu vida. Mi amigo Farzad estaba bien. No tenía síntomas ni ningún problema del que fuera consciente. Pero cuando lo vi en traje de baño, le señalé su barriga inflada. Le dije que necesitaba hacer mi programa. Dijo: «De ninguna manera, no tengo veintiún días para eso». Le conté sobre El Método CLEAN7 y accedió de inmediato. Una semana después me llamó para agradecerme y decirme que no sólo había perdido cinco kilos, sino que sentía una sacudida de energía, podía ponerse pantalones que no había usado en mucho tiempo y que ya había habido recompensas en su trabajo. Lo que más le gustó fue experimentar el estado de ayuno. Decidió que sería parte de su vida en adelante.

Subidas de energía

Puedes experimentar una sacudida de energía o incluso sentir cierta agitación a mitad de la semana al hacer El Método CLEAN7. Es posible que no te duermas tan fácilmente como acostumbras o que despiertes antes de lo habitual. Resiste el impulso de tomar una pastilla para dormir. Limitar la ingesta de alimentos y minimizar el tiempo de digestión con comidas más líquidas ha liberado energía, pero es posible que tu cuerpo aún no sepa qué hacer con ella. Mientras tanto, ponlo a trabajar haciendo una caminata o corriendo. O realiza alguna de esas labores que has estado posponiendo. Lee un libro o escribe esos correos electrónicos tan atrasados. Aprovecha este cambio temporal en la asignación de energía. Pronto las cosas se acomodarán y volverá el equilibrio. Por otro lado, si la falta de sueño está interfiriendo con tu vida, prueba con suplementos de magnesio para ayudar a relajarte.

Sueño más profundo

La digestión y asimilación de comida puede interferir con el sueño reparador. Pero para el día 3 o 4 en El Método CLEAN7, es probable que descubras que estás durmiendo más profundamente. Además del tiempo más corto de digestión y asimilación necesario para procesar las comidas líquidas de la noche, cada día tomarás tu batido de la cena más temprano que el día anterior. Esto significa que para cuando te vayas a la cama, es probable que ya hayas terminado con la digestión, lo que promete un sueño reparador más profundo. También es más probable que sueñe en este estado y recuerdes tus sueños.

Belleza

Tantos dolores y molestias desaparecen durante El Método CLEAN7, y tantos síntomas más serios comienzan a mejorar que es imposible enumerarlos todos, pero por lo que recibo más gratitud cuando pongo a personas en El Método CLEAN7 es por lo mucho mejor se ven. Su piel brilla, su cabello brilla, sus uñas se vuelven más fuertes. ¡Cuidado, El Método CLEAN7 puede hacerte aún más *sexy* de lo que ya eres!

El momento correcto

¿Cuándo es el momento adecuado para embarcarse en lo que podría ser una experiencia de las que cambian la vida? La primera vez, elige una semana sin viajes de negocios, reuniones familiares o cualquier otra situación celebratoria personal o laboral que sea estresante. ¡La semana que te visita tu suegra probablemente no sea el mejor momento! Por otro lado, no lo sigas postergando, esperando el momento perfecto. No existe. Después de la primera vez, cada vez que realices el programa El Método CLEAN7 lo incorporarás mejor a tu vida normal, hasta el punto de que sea imperceptible.

Sin importar tu nivel de ocupación, podrías hacer espacio para la fiesta de cumpleaños de tu hijo o completar ese proyecto urgente que tu jefe acaba de dejar en tu escritorio, ¿verdad? Tómate el tiempo para El Método CLEAN7 de la misma manera. Es buena idea comenzar un fin de semana, cuando tienes más control sobre tu vida personal. También te da un par de días para familiarizarte con el programa durante el comienzo, cuando es necesario el mayor ajuste de tu rutina normal. (Si trabajas los fines de semana, acomódalo a las circunstancias). Intentar hacer El Método CLEAN7 mientras cambias de empleo, te mudas o pasas por una crisis emocional como una ruptura, probablemente no sea el mejor momento, aunque hay personas que casi siempre necesitan una patada así para motivarse al fin.

Una vez que encuentres el mejor momento, apártalo en tu calendario tal como harías con cualquier compromiso social o de negocios. Ahora que te has comprometido con un determinado periodo de tiempo, es esencial que tengas a mano todo lo que necesitas antes de comenzar. Descubrir que tu refrigerador está vacío el día 4 no va a servir a tus intereses.

Además de reunir los alimentos y suplementos que necesitarás, imprime el planificador de la página 176 o descárgalo en www.cleanprogram.com/clean7, y enumera las comidas que planeas preparar junto con los ingredientes que necesitas comprar, así como las hierbas y suplementos que usarás. Pega el planificador en la puerta de tu refrigerador o en otro lugar a la vista. A diferencia de tu diario, que es sólo para ti, el planificador está expuesto como un recordatorio constante de lo que planeas hacer cada día.

En el siguiente capítulo, proporcionaré una descripción detallada día por día de todo lo que necesitas para completar con éxito el programa El Método CLEAN7.

4

El programa diario de
El Método CLEAN7

Bienvenidos al programa de El Método CLEAN7. Te felicito por tomar la decisión de embarcarte en este viaje. Ahora que comprendes por qué la detoxificación es tan importante para tu bienestar físico y emocional, así como qué esperar en los próximos días, y has reunido lo que necesitas, por fin es hora de entrar en los detalles del día a día del programa. El gráfico de la página 72 es sólo un vistazo a lo que está por venir. En este capítulo, sabrás *qué* y *cuándo* comer. Te llevaré de la mano por cada paso del camino, alertándote sobre qué esperar durante la semana y presentándote varias formas de mejorar tu detoxificación. El Método CLEAN7 tiene un arco particular que experimentarás durante el periodo de siete días en el que llegas hasta un ayuno de veinticuatro horas, durante el cual bebes sólo té de hierbas y agua, y luego regresas suavemente al patrón de comidas del día 1 como tu último día: batido-almuerzo-batido.

Esta es una breve descripción general:

- La mayoría de los días tendrás un batido para el desayuno como para la cena. Un batido es un alimento líquido que no requiere tanto trabajo digestivo como el sólido y se absorbe más rápidamente. Todo el proceso de digestión y absorción se facilita y se acorta (piensa en los batidos como inyección de combustible) para que ingreses al proceso de detoxificación antes y permanezcas allí por más tiempo. De esa manera, maximizas la intensidad de la detoxificación, en comparación con lo que sigue a una comida sólida.

- Comerás alimentos sólidos sólo a la hora del almuerzo, siguiendo la dieta de El Método CLEAN7 para tu dosha. Algunos días una comida más pequeña, o refrigerio, será tu almuerzo.

- Llegarás gradualmente a un ayuno de veinticuatro horas ampliando la ventana entre la cena de un día y el desayuno del siguiente durante cuatro días, de unas doce horas a aproximadamente dieciocho. Luego ayunarás durante veinticuatro horas y después regresarás a una ventana de doce horas durante los últimos dos días. Te guiaré a lo largo de los detalles de cada día, cada hora, comenzando con el gráfico de la página siguiente, destacando el día en cuestión. El programa El Método CLEAN7 en sí mismo es extremadamente efectivo, pero hay una serie de «impulsores» que hacen que la detoxificación sea aún más profunda y divertida. Descanso y sueño (ver la página 127), movimiento (ver la página 116), saunas e inmersiones calientes y frías (ver la página 109), irrigaciones colónicas y enemas (ver la página 113), masajes y acupuntura (ver la página 122), meditación (ver la página 120), y simplemente divirtiéndote, todos mejorarán los resultados de El Método CLEAN7. Encontrarás información sobre estos impulsores en las instrucciones para cada día. Te sugiero decididamente revisar el contenido sobre los impulsores *antes* de comenzar el programa. Lo ideal sería dedicarte a *cada uno* de ellos, una vez al día en muchos casos, o una o más a la semana en otros. Por tanto, estúdialos de cerca para considerar cuáles, y cuándo y dónde planeas realizarlos. Cuantas más prácticas de estos impulsores realices, mejor será tu detoxificación. Como beneficio adicional, los impulsores también aumentan la probabilidad de que pierdas algunos centímetros y kilos en la próxima semana.

Día 1 de El Método CLEAN7

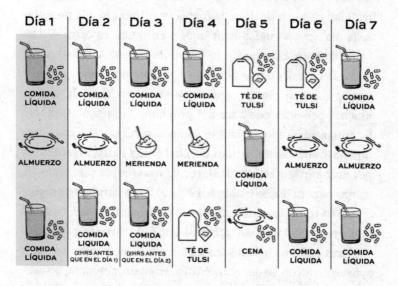

* La comida líquida puede consistir en una batida, un licuado o una sopa.

El día 1 es el más difícil de El Método CLEAN7 para muchos. Hoy de repente interrumpes hábitos profundamente arraigados. No es fácil. Pero he visto a personas de todos los ámbitos de la vida y en todo tipo de circunstancias completar el programa con éxito. Y tú también puedes. Yo proporcionaré la orientación, pero tú debes cumplir con la resolución. Comenzarás el primer día de El Método CLEAN7 con un batido para el desayuno, luego una comida sólida para el almuerzo y otro batido para la cena. Si crees en la premisa de que el desayuno es la comida más importante del día y por lo general comes uno grande, este cambio puede ser un poco difícil al principio. Lo mismo si te has acostumbrado a comer una gran cena. Según la medicina ayurvédica, la comida más importante del día debe ser el almuerzo, cuando el *agni*, el fuego de la digestión, está en su punto más alto. Cuando comes un gran desayuno, pones a trabajar a tu sistema digestivo, frenándote en realidad en lugar de darte la fuerza para hacer lo que necesitas cada día, ya sea cuidar a tus hijos o enfrentar tu carga de trabajo diaria. Una vez que te acostumbres a un desayuno líquido, te darás cuenta de que beberlo te proporciona más ligereza y mayor claridad mental, energía y productividad. De hecho, muchas personas que hacen el programa El Método CLEAN7 terminan tomando un batido como desayuno a la larga. Elige uno de los deliciosos batidos del chef James Barry, organizados por dosha (páginas 228–318), o crea uno propio siguiendo las pautas para tu dosha (páginas 190–207). Los batidos te proporcionarán todos los nutrientes necesarios para llevarte hasta el almuerzo y lo harán sin que tu sistema digestivo trabaje duro. Tomarás algunos o todos los siguientes suplementos herbales ayurvédicos con tu desayuno: tulsi, triphala, cúrcuma, ashwagandha, moringa, brahmi, además de shatavari si eres mujer.

(Nuevamente, encontrarás información sobre ellos en www
.cleanprogram.com/clean7).

El almuerzo será tu única comida sólida del día, siguiendo
también la dieta para tu dosha. Es una buena idea pegar la lista
de alimentos a evitar para tu dosha en la puerta del refrigerador. Consulta las recetas para deliciosas opciones de comida en
las páginas 217–333, las cuales están organizadas por dosha.
O usa tus propias recetas, siguiendo las pautas para tu dosha.
Algunos elementos esenciales más:

- Mantén tu hidratación durante todo el día con agua filtrada
  y té de tulsi u otros tés de hierbas.

- Además de tener el té y el líquido en tus batidos, asegúrate
  de beber mucha agua para ayudar a eliminar toxinas. Si no
  estás orinando una vez por hora, no estás bebiendo suficiente. Debes beber sólo agua filtrada y pura, no de la llave,
  la que probablemente contenga productos químicos tóxicos. (Ver la página 213).

Tu cena consistirá en otro batido. Hoy puedes tomar tu batido cuando cenas habitualmente. Toma tus suplementos herbales ayurvédicos de la noche con esta comida. Tu batido debe
ser el mismo que en el desayuno; cambia algunas verduras o
frutas por otras, o prueba una nueva receta. Siéntete libre de
tomar té de tulsi u otro té de hierbas después del batido de la
cena, pero no alimentos sólidos.

El Método CLEAN7 proporciona la cantidad de comida que
necesitas para sentir saciedad y suministrarte mucha energía,
a pesar de que gran parte está en forma líquida. La mayoría
de nosotros consumimos mucha comida, pero no recibimos
los nutrientes adecuados. Según lo que estuvieras comiendo

antes de comenzar este programa, es posible que te falten más o menos nutrientes. Durante El Método CLEAN7, la cantidad de alimentos y nutrientes tanto en tus batidos como en tu única comida sólida es más que suficiente para nutrirte.

Consejo de El Método CLEAN7: Si tienes unos *jeans* u otra prenda demasiado ajustada como para que te sea cómoda, pruébatela hoy y toma una foto para agregarla a tu diario. Luego pruébate esos mismos *jeans* el día 7 y compara.

Consejo de El Método CLEAN7: Si tus mañanas son agitadas, prepara tu batido la noche anterior, refrigéralo y bébelo antes de salir de casa. Otro ahorro de tiempo: duplica la receta de tu batido matutino y reserva la mitad para tu cena líquida.

Impulsor n.º 1: Transpiración

La naturaleza no habría incluido la función de sudar si no fuera necesaria. A juzgar por el hecho de que la piel es el órgano más grande del cuerpo y el vehículo por medio del cual transpiramos, la sudoración debe ser importante. Hemos llegado a comprender que la sudoración ayuda a reducir la temperatura del cuerpo mediante la evaporación, una forma de eliminar ciertas toxinas, y esta función está íntimamente conectada con los sistemas nervioso y emocional. Por eso empezamos a sudar cuando nos ponemos nerviosos. Si el «aparato de sudoración» nunca se usa, se atrofia, igual que un músculo inactivo durante mucho tiempo. Es importante sudar periódicamente. Si acostumbras a sudar por medio del ejercicio, está bien. Si no, te recomiendo mucho que pongas este músculo a trabajar de otra manera. Una excelente manera de hacerlo es con saunas.

Saunas

Las saunas han existido por mucho tiempo. ¡Los finlandeses aprovechaban los beneficios de las saunas en la salud hace dos mil años! Las saunas infrarrojas son los más eficientes para la detoxificación. Esta tecnología relativamente nueva calienta tu cuerpo en lugar de calentar el aire por medio de la convección como lo hace una sauna finlandesa tradicional. Una sauna infrarroja crea calor radiante a partir de ondas de luz en el espectro infrarrojo. Penetran más profundamente debajo de la piel que el calor de una sauna regular, excitando a las moléculas de grasa para que vibren y permitiéndoles liberar toxinas. Pasar tiempo en una sauna también acelera la circulación, lo cual es deseable en todo momento, pero en especial durante El Método CLEAN7, ayudando a la sangre a transportar toxinas de manera eficiente al hígado para su procesamiento. Otros beneficios del tiempo en una sauna son la relajación, la mejora del sueño y el alivio de los músculos adoloridos. Otro beneficio más es una piel brillante. Si te has acostumbrado a las saunas tradicionales, probablemente encontrarás que el tipo infrarrojo te hace sudar más a pesar de la temperatura más baja, e incluso más si se trata de una sauna de infrarrojo lejano. En cualquier caso, asegúrate de beber mucha agua pura durante y después de la sauna. Es seguro tomar una sauna todos los días hasta que sudes bien, particularmente mientras haces El Método CLEAN7. Mis saunas favoritas de infrarrojo lejano son los Sunlighten (www .sunlighten.com). Tengo uno en casa y lo uso todos los días. Una búsqueda rápida en Google te ayudará a localizar el más cercano de usar mediante un pago. Las salas de vapor también pueden ser útiles.

Alternar frío y calor

Las inmersiones calientes y frías son un arma secreta de detoxificación. Alternar repetidamente entre temperaturas extremas del agua aumenta la circulación y la detoxificación. Como tu órgano más grande, tu piel contiene kilómetros de arteriolas y vénulas llenas de sangre, que se relajan y dilatan con el calor y se contraen con el frío. Cuando se estimula este patrón alternado de relajar-contraer, tu piel bombea casi tanta sangre como el corazón. No necesitas ir a un spa o casa de baños para hacerlo. En cambio, abre el agua de la ducha tan caliente como puedas tolerarla durante un minuto y luego tan fría como puedas tolerarla durante otro minuto. Repite cuatro o cinco veces.

Mientras escribía este libro, me di un tiempo todos los días para sudar en una sauna infrarroja y luego saltar a una alberca fría, repitiéndolo tres o cuatro veces. Me sentí genial.

Día 2 de El Método CLEAN7

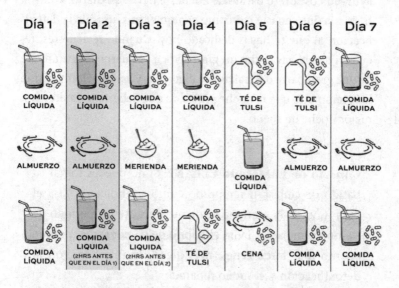

Día 1	Día 2	Día 3	Día 4	Día 5	Día 6	Día 7
COMIDA LÍQUIDA	COMIDA LÍQUIDA	COMIDA LÍQUIDA	COMIDA LÍQUIDA	TÉ DE TULSI	TÉ DE TULSI	COMIDA LÍQUIDA
ALMUERZO	ALMUERZO	MERIENDA	MERIENDA	COMIDA LÍQUIDA	ALMUERZO	ALMUERZO
COMIDA LÍQUIDA	COMIDA LIQUIDA (2HRS ANTES QUE EN EL DÍA 1)	COMIDA LIQUIDA (2HRS ANTES QUE EN EL DÍA 2)	TÉ DE TULSI	CENA	COMIDA LÍQUIDA	COMIDA LÍQUIDA

* *La comida líquida puede consistir en una batida, un licuado o una sopa.*

El día 2 será muy similar al día 1, con una pequeña pero significativa diferencia; harás tu cena líquida por la noche más temprano que el día 1. Prepárate otro delicioso batido apropiado para tu dosha en el desayuno, siguiendo alguna receta de las páginas 228–318, o tu propia creación. Toma tus suplementos herbales ayurvédicos de la mañana con tu batido de desayuno. Cuando llegue la hora del almuerzo, elige una receta adecuada para tu dosha o prepara tu propia comida, nuevamente siguiendo tu dieta de dosha.

Hoy aumentarás la ventana entre tu último batido del día y el primero de mañana por la mañana, idealmente en dos horas, para un total de catorce entre las dos comidas. Esto significa que si tuviste tu batido nocturno a las 8:00 p. m. el primer día, tómalo hoy a las 6:00 p. m. Toma tus suplementos herbales ayurvédicos con tu batido de noche. Si llevas un diario, anota la hora a la que cenaste, así como cualquier impulsor de la detoxificación al que te hayas dedicado hoy. Cuando te acuestes, recuerda que le has hecho un gran favor a tu cuerpo asegurándote de que gran parte del trabajo de digestión y asimilación termine más temprano que la noche previa, lo que debería prometer una mejor noche de sueño.

Consejo de El Método CLEAN7: Si no puedes tomar tu batido de cena tan temprano como se indica, retrasa el desayuno de la mañana siguiente durante un periodo de tiempo semejante. Evita el hábito de comer tarde, porque cuanto más tarde cenes, más digestión interfiere con la detoxificación y el sueño reparador.

La cuestión de los refrigerios

Los refrigerios están permitidos en el programa El Método CLEAN7, pero si sientes ganas, prueba a beber un vaso de agua pura antes de servirte comida. La deshidratación puede imitar la sensación de hambre. Respira profundamente, sal o muévete por tu casa. Lo que pensabas que era hambre probablemente pasará pronto y habrás triunfado sobre tus antojos. Las hierbas ayurvédicas y los suplementos herbales que estás tomando ayudarán a regular los picos y niveles bajos de insulina, eliminando así los antojos y mejorando la quema de grasa.

Por lo general, cuando completas El Método CLEAN7 el deseo de azúcar tiende a disminuir. El Método CLEAN7 arrojará luz sobre tus hábitos, patrones de alimentación y disparadores emocionales y físicos. La eliminación de toxinas también fomenta el crecimiento de microflora saludable en tu tracto digestivo. Consumir más verduras en tus comidas sólidas y particularmente en las líquidas, al mezclarlas, a menudo promueve un equilibrio saludable que ayuda a reducir los antojos de azúcar.

Impulsor n.º 2: Irrigación colónica

La hidroterapia del colon, también conocida como irrigación colónica, aumenta la eliminación de desechos de los intestinos. Muchos médicos formados en Occidente son escépticos sobre los beneficios de este procedimiento o temen que no sea seguro. No es verdad. Hace muchas décadas había salas de hidroterapia de colon en varios hospitales de Estados Unidos. Son benéficas cuando las administra un terapeuta experimentado. Durante la irrigación, se introduce agua pura a baja presión en el colon y luego se retira. Este riego ayuda a liberar desechos. Los sistemas abiertos y cerrados son higiénicos, discretos y no incómodos; puedes investigar cuál prefieres. La irrigación colónica es más benéfica durante un programa de detoxificación. Los enemas son una forma autoadministrada de irrigar el colon inferior y también son útiles en la detoxificación. Los dispositivos de autoadministración de enemas como el Implant-O-Rama (implantorama.com), que funciona tan bien como un irrigador con un dispositivo más sofisticado y mucho mejor que un simple enema por bolsa de gravedad, pueden ser increíblemente útiles.

Día 3 de El Método CLEAN7

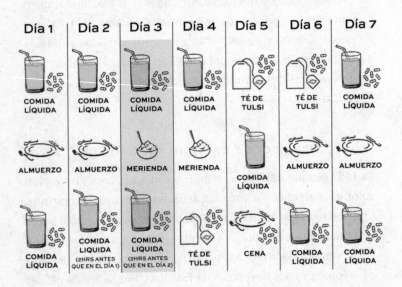

Día 1	Día 2	Día 3	Día 4	Día 5	Día 6	Día 7
COMIDA LÍQUIDA	COMIDA LÍQUIDA	COMIDA LÍQUIDA	COMIDA LÍQUIDA	TÉ DE TULSI	TÉ DE TULSI	COMIDA LÍQUIDA
ALMUERZO	ALMUERZO	MERIENDA	MERIENDA	COMIDA LÍQUIDA	ALMUERZO	ALMUERZO
COMIDA LÍQUIDA	COMIDA LÍQUIDA (2HRS ANTES QUE EN EL DÍA 1)	COMIDA LÍQUIDA (2HRS ANTES QUE EN EL DÍA 2)	TÉ DE TULSI	CENA	COMIDA LÍQUIDA	COMIDA LÍQUIDA

* La comida líquida puede consistir en una batida, un licuado o una sopa.

A estas alturas ya deberías estar acostumbrándote a tu nueva dieta, a comer con menos frecuencia y permitir más tiempo entre comidas. Deberías sentir orgullo de la fuerza de tu determinación. Al tercer día de El Método CLEAN7, tu cuerpo se está adaptando a medida que recupera energía de la digestión y comienza a realizar un trabajo de detoxificación importante. Si tus sistemas estaban fuera de control antes, este cambio puede parecer extraño. Tus patrones de sueño, la frecuencia y naturaleza de tus deposiciones, tu apetito e incluso tus emociones están experimentando cambios. Mantén tu apertura a estos cambios y simplemente acéptalos. Son sólo temporales. El cambio está sucediendo y tu cuerpo se está adaptando. Acostúmbralo.

Gracias a los batidos nutritivos que has tomado en el desayuno y la cena, probablemente no extrañarás lo que acostumbrabas a desayunar antes de comenzar El Método CLEAN7. Si no pudiste tomar tu batido de cena de anoche dos horas antes, toma el de esta mañana más tarde. Si es necesario, puedes llevar tu batido si trabajas fuera de casa para asegurarte de que hayan transcurrido catorce horas desde el de la noche anterior.

Para evitar el aburrimiento, considera probar hoy un nuevo batido adecuado para tu dosha de las recetas en las páginas 228–318 o experimenta con uno nuevo de tu invención. Como de costumbre, toma tus suplementos herbales ayurvédicos con el batido. Hoy realizarás dos cambios adicionales en tu programa El Método CLEAN7. En primer término, en lugar de almorzar, tendrás un refrigerio. Llámalo un minialmuerzo si eso lo hace más sabroso. Básicamente, es la mitad de la comida de ayer. (Notarás que nuestras recetas de comidas proporcionan tamaños de porción para un refrigerio y para una comida. Específicamente, una porción de refrigerio es la mitad de una comida).

El segundo cambio de hoy: desde el momento en que terminaste tu batido de la cena el día 2 hasta el batido de esta mañana, pasaste catorce horas sin comer. Ahora vas a aumentar hasta dieciséis horas. Haz esto recorriendo tu batido de cena otras dos horas más temprano, incluso si esto significa tomarlo al final de la tarde. Haz algunas adiciones deliciosas para que tu batido sea más llenador y nutritivo, y no olvides tomar con él tus suplementos herbales ayurvédicos. Resiste cualquier impulso de tomar un refrigerio después del batido de la cena. Como siempre, puedes tomar té de tulsi y/u otros tés de hierbas durante el día y después de tu batido de tarde/noche.

Si llevas un diario, anota cómo te sientes, los problemas que encuentras, los avances que hayas realizado en los últimos tres días y los impulsores de detoxificación a los que te dedicaste hoy.

Consejo de El Método CLEAN7: Si vas a tomar tu segundo batido del día mientras no estás en casa, prepara un lote doble por la mañana y llévate la segunda porción en un termo.

Impulsor n.º 3: Detoxificación con ejercicio, movimiento y más

El ejercicio o tan sólo el simple movimiento incrementa la eliminación. Aumenta la circulación sanguínea y linfática, te hace sudar e incluso estimula tus intestinos. El ejercicio también facilita la evacuación intestinal al disminuir el tiempo que le toma a la comida moverse a lo largo del extenso intestino. La actividad además te hace respirar más profundamente y acelera tu ritmo cardiaco, lo que estimula la contracción natural de los músculos intestinales, y de nuevo ayuda con las deposiciones. Es una excelente manera de sudar y activar esa importante función que la mayoría de nosotros ni siquiera usamos.

El ejercicio también relaja tu mente y te lleva al presente, como sabe cualquiera que haya experimentado lo que los atletas comúnmente llaman «la zona». La actividad quema calorías y libera endorfinas, las hormonas para sentirse bien que son los antídotos naturales del estrés. Si ya estás en actividad, puedes continuar durante El Método CLEAN7. Sin embargo, la limpieza es trabajo intenso, así que muéstrale a tu cuerpo un poco de amor extra descansando más de lo habitual. En segundo lugar, no corras una maratón durante la limpieza y evita cualquier entrenamiento físico intenso, especialmente en los primeros días. Recuerda, cuanto más entrenas, más necesitas recuperarte. En el modo de ejercicio y recuperación, la energía se traslada a las áreas afectadas y se aparta de los procesos de detoxificación, del mismo modo que el proceso de digestión interfiere con la detoxificación. Esforzarte por mantener una rutina intensa de ejercicio en realidad dificulta el programa de detoxificación al aumentar la carga de trabajo de tu cuerpo. Considera reducir tus entrenamientos a la mitad si tienes una rutina intensa. Por otro lado, es posible que descubras que conservas tu nivel de energía mientras te detoxificas. Algunas personas encuentran que en realidad aumenta. Si es así, bien, pero en general, escucha a tu cuerpo y pon mucha atención a cualquier cambio, haciendo ajustes según sea necesario.

Si tienes una rutina muy activa y te sientes bien manteniéndola, aumenta un poco tu ingesta de alimentos. En lugar de tomar refrigerios, crece ligeramente tu consumo de comidas tanto líquidas como sólidas. Agrega un poco más de grasa y proteína a tus comidas y batidos y tu cuerpo quemará ese combustible de manera más eficiente, lo que a ti te producirá saciedad y te dejará con energía.

Por otro lado, si sientes más cansancio de lo habitual, realiza actividades ligeras como caminar, practicar yoga suave o algunas sentadillas, planchas y otros ejercicios de peso corporal. Todos te permiten seguir en actividad, tonificar tus músculos (lo que aumenta la quema de grasa y un uso eficiente de la energía) y estimular el proceso de detoxificación. Haz algo todos los días, aun si sólo te comprometes a caminar más y subir escaleras siempre que puedas. Como mínimo, intenta moverte durante veinte minutos al día. Y recuerda, ¡jugar con tus hijos cuenta! El ejercicio no tiene por qué ser trabajo. Aprende de cómo se involucran los niños en los placeres sencillos de escalar, saltar, flexionar, rodar y lanzar una pelota. Jugar es grandioso para aliviar el estrés y sólo añadirá al programa.

No te detengas ahí. Te animo a activar el cerebro derecho expresando tu lado creativo, tal vez bailando, cantando, tocando un instrumento, pintando, esculpiendo, haciendo jardinería, escribiendo poesía o lo que sea que te inspire.

Día 4 de El Método CLEAN7

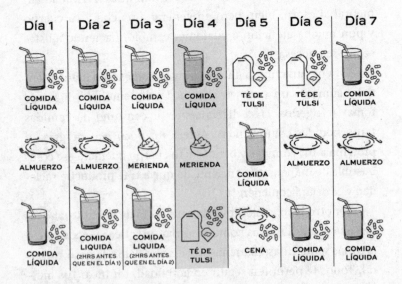

Día 1	Día 2	Día 3	Día 4	Día 5	Día 6	Día 7
COMIDA LÍQUIDA	COMIDA LÍQUIDA	COMIDA LÍQUIDA	COMIDA LÍQUIDA	TÉ DE TULSI	TÉ DE TULSI	COMIDA LÍQUIDA
ALMUERZO	ALMUERZO	MERIENDA	MERIENDA	COMIDA LÍQUIDA	ALMUERZO	ALMUERZO
COMIDA LÍQUIDA	COMIDA LÍQUIDA (2HRS ANTES QUE EN EL DÍA 1)	COMIDA LÍQUIDA (2HRS ANTES QUE EN EL DÍA 2)	TÉ DE TULSI	CENA	COMIDA LÍQUIDA	COMIDA LÍQUIDA

La comida líquida puede consistir en una batida, un licuado o una sopa.

Una vez que te levantes tras un buen descanso el día 4, prepárate. Este es el día en que comienza tu ayuno de veinticuatro horas. Hoy estarás ayunando desde el momento en que termines tu refrigerio/minicomida en el almuerzo, hasta el almuerzo con un batido mañana. Haz que tu batido matutino sea realmente suculento agregando algunos vegetales de hoja verde adicionales. Aumenta el contenido de grasa con un poco de aguacate, almendras si tu dosha lo permite o un aceite apropiado para tu dosha. Toma tus suplementos herbales ayurvédicos con tu batido como de costumbre.

A la hora del almuerzo, tendrás un refrigerio/almuerzo pequeño. No comerás ningún alimento después de esta comida hasta tu batido para almorzar el día 5, es decir, durante al menos veinticuatro horas, tiempo durante el cual realmente entrarás en el estado de ayuno. Tendrás té de tulsi y/u otro té de hierbas para la cena junto con tus suplementos herbales ayurvédicos, así como más té posteriormente en la noche, si lo deseas.

Podría decirse que este es el más difícil del programa de siete días. Una forma de ayudarte a pasar lo que puede parecer un largo día es encontrar algo que te distraiga a la hora en que normalmente estarías comiendo y más adelante en la noche. Eso podría significar sentarte con un buen libro, jugar al Scrabble, armar un rompecabezas, ver una película o simplemente ponerte al día con tu comedia favorita, cualquier cosa que te distraiga de la comida. Alternativamente, haz que este sea el día para recibir un masaje, pasar media hora en una sauna o asistir a una clase de yoga; todos son poderosos impulsores de la detoxificación. Aunque distraerse puede funcionar muy bien, sentarse con la incomodidad puede ser aún más poderoso. Inténtalo, si no ésta, la próxima vez que hagas El Método CLEAN7.

Impulsor n.º 4: Detoxificación mental y emocional con meditación

Una meditación diaria de sólo siete minutos puede brindarte increíbles beneficios. Consulta el capítulo 5 para más detalles.

Día 5 de El Método CLEAN7

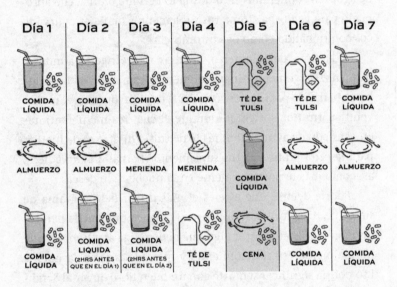

Día 1	Día 2	Día 3	Día 4	Día 5	Día 6	Día 7
COMIDA LÍQUIDA	COMIDA LÍQUIDA	COMIDA LÍQUIDA	COMIDA LÍQUIDA	TÉ DE TULSI	TÉ DE TULSI	COMIDA LÍQUIDA
ALMUERZO	ALMUERZO	MERIENDA	MERIENDA	COMIDA LÍQUIDA	ALMUERZO	ALMUERZO
COMIDA LÍQUIDA	COMIDA LIQUIDA (2HRS ANTES QUE EN EL DÍA 1)	COMIDA LIQUIDA (2HRS ANTES QUE EN EL DÍA 2)	TÉ DE TULSI	CENA	COMIDA LÍQUIDA	COMIDA LÍQUIDA

La comida líquida puede consistir en una batida, un licuado o una sopa.

Cuando te despiertes el día 5, te sentirás genial, pero probablemente también quieras un batido de desayuno. Aguanta un poco más mientras te enfocas en la mente sobre la materia. Lo estás haciendo muy bien. En lugar de tu batido matutino habitual, toma una taza de té de tulsi junto con tus suplementos herbales ayurvédicos. Mientras bebes tu té, consuélate al darte cuenta de que casi has terminado tu ayuno de veinticuatro horas. En sólo algunas más, disfrutarás de tu primera comida del día. En el almuerzo tendrás un batido, para romper el ayuno suavemente. Este es el único día en que tomarás un batido para el almuerzo, y puede ser inconveniente si estás trabajando. Pero este es importante. Prepara tu batido de antemano y llévatelo si no puedes prepararlo en el trabajo.

¡Felicidades! Has superado los dos días más difíciles de El Método CLEAN7. O tal vez no fue tan difícil después de todo. Apuesto a que te enorgulleces, y también te sientes *clean*. Bebe lentamente y saborea cada sorbo de tu batido de almuerzo. Mientras lo haces, piensa en lo que acabas de experimentar. Tu ayuno de veinticuatro horas potenció los procesos de detoxificación y te dio una idea de los beneficios hormonales, emocionales y generales para la salud que se consiguen con un ayuno. Puede ser la primera vez en tu vida que tu intestino se siente realmente vacío.

Cuando comienzas a introducir el ayuno intermitente en tu vida, experimentas una libertad de nuestra dependencia cultural hacia la comida. Comer y pensar en la comida no tienen que gobernar tu vida, o tu cuerpo. También hay un gran sentido de logro en poder completar el ayuno de veinticuatro horas, por no hablar de todo el programa. A menudo escucho de personas que les hizo darse cuenta de que no necesitan comer tanto para funcionar realmente bien, o que en realidad se sienten aún mejor cuando comen menos. Ahora es cuando incluso podrías estar pensando: «¡Oye, podría hacer esto otra semana más!».

Ahora que te acercas al final del programa, comenzarás la transición de regreso al esquema de batido-almuerzo-batido. Esta noche, por primera vez en la semana, puedes hacer una cena de comida sólida. Elige una receta apropiada para tu dosha en las páginas 228–333 o prepara tu propia receta favorita. Toma tus suplementos herbales ayurvédicos. Si estás haciendo El Método CLEAN7 con alguien más, esta sería una gran oportunidad para reunirse con una comida deliciosa y apegada a El Método CLEAN7, y animarse mutuamente y comparar notas sobre lo que ha sucedido en los últimos cinco días.

Ahora que has experimentado el ayuno, espero que sientas los beneficios. Tu cuerpo debe sentirse cómodo y energético. Es probable que tu mente también se sienta más clara. Tal vez te preguntes por qué no nos permitimos sentirnos así con más frecuencia. Ahora que sabes cómo producir este estado mental y corporal limpio y claro, puedes hacerlo nuevamente cuando lo desees.

Impulsor n.º 5: Detoxificación con masaje y acupuntura

Esa sensación de relajación, renovación y liberación del estrés después del masaje es una dicha total. Al igual que el ayuno, el masaje es una práctica antigua utilizada por sociedades de todo el mundo para tratar dolencias tanto mentales como físicas. Al manipular los músculos, la fascia, el tejido conectivo, los tendones y ligamentos, el masaje ayuda a regular las hormonas, mejorar la inmunidad, disminuir la presión arterial y reducir el dolor muscular. De manera importante, el masaje también ayuda a detoxificar tu cuerpo al aumentar la circulación de la linfa, el líquido que transporta excedentes, desechos, toxinas y células enfermas por los vasos linfáticos y los ganglios.

Las diferentes técnicas de masaje pueden variar desde toques suaves hasta una presión considerable, e incluyen el masaje sueco, el linfático, el deportivo y el masaje de puntos gatillo, por nombrar algunos. Todos mueven la linfa por el sistema, pero mientras llevas a cabo la limpieza, el masaje linfático es el más efectivo. Utiliza un grado específico de presión y movimientos circulares rítmicos para alentar a la linfa a moverse hacia el corazón, estimulando su circulación para eliminar las toxinas.

Otra forma de mejorar la detoxificación es con acupuntura. Si tu tracto intestinal es lento, por ejemplo, la acupuntura puede enfocar esa parte de tu cuerpo y acelerar la eliminación. Del mismo modo, puede apuntar a tu sistema linfático u otro sistema que necesite un impulso en la dirección correcta. El otro beneficio de la acupuntura es que te ayuda a lidiar con efectos secundarios iniciales de la detoxificación como dolores de cabeza, fatiga, irritabilidad e incluso síntomas similares a la gripe, todos los cuales son prueba de que tu cuerpo se está limpiando a sí mismo. La acupuntura puede reducir tales síntomas, haciendo que la detoxificación sea más fácil y placentera.

Impulsor n.º 6: Detoxificación con cepillado de piel

El cepillado de la piel es una práctica fácil, económica y efectiva para ayudar a eliminar toxinas. Tu piel siempre está desprendiendo células muertas, pero tú deseas acelerar el proceso durante la limpieza para evitar que la piel muerta bloquee los poros. Usa un cepillo de cerdas naturales suaves con un mango largo; puedes encontrarlos en tiendas de alimentos naturales y algunas farmacias, y «talla» suavemente la piel seca, desde los pies y las manos hacia el corazón. Una esponja o estropajo vegetal también hace el trabajo. Si es posible, haz esto diariamente por varios minutos. Sé amable con las áreas de piel más delgada, como el torso, y usa más presión en las de piel más gruesa, como la espalda y las plantas de los pies. Además de eliminar las células muertas, estás estimulando el importantísimo sistema linfático. Para obtener mejores resultados, luego de tu exfoliación realiza una inmersión o ducha caliente-fría. Si necesitas humectar tu piel después, usa aceite de ajonjolí, coco o cualquier otro aceite herbal natural en lugar de un producto farmacéutico lleno de químicos tóxicos.

CUANDO LAS COSAS NO VAN TAN BIEN COMO SE ESPERA

Una razón común por la cual las personas pueden comenzar a sentirse peor durante un programa de detoxificación son los parásitos no detectados. Estaban felices compartiendo tu azúcar y gluten, pero una vez que los matas de hambre al eliminar sus alimentos favoritos y atacarlos con hierbas, pueden actuar y rebelarse. Esto puede aparecer como una erupción cutánea o cualquiera de varios problemas de la piel, inflamación o diarrea. La mayoría de los médicos convencionales buscan parásitos sólo cuando los síntomas son severos. He encontrado parásitos en muchos pacientes que no tenían idea o sospecha alguna de que los tenían, y sólo después de que algo aparentemente iba mal durante su programa de detoxificación. Si el programa no va bien, tal vez desees detenerte y ver a un médico de medicina funcional. Otros problemas que en apariencia pueden empeorar durante un programa de detoxificación son la toxicidad por metales pesados, cálculos biliares y gota, entre otros. Estos son lugares recomendables para buscar a un buen practicante en tu región que sepa cómo atender lo que estás pasando: www.functionalmedicine.org y www.ayurvedanama.org (en inglés).

Día 6 de El Método CLEAN7

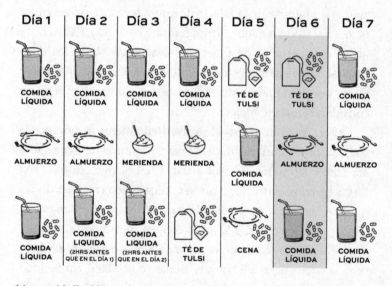

Día 1	Día 2	Día 3	Día 4	Día 5	Día 6	Día 7
COMIDA LÍQUIDA	COMIDA LÍQUIDA	COMIDA LÍQUIDA	COMIDA LÍQUIDA	TÉ DE TULSI	TÉ DE TULSI	COMIDA LÍQUIDA
ALMUERZO	ALMUERZO	MERIENDA	MERIENDA	COMIDA LÍQUIDA	ALMUERZO	ALMUERZO
COMIDA LÍQUIDA	COMIDA LÍQUIDA (2HRS ANTES QUE EN EL DÍA 1)	COMIDA LÍQUIDA (2HRS ANTES QUE EN EL DÍA 2)	TÉ DE TULSI	CENA	COMIDA LÍQUIDA	COMIDA LÍQUIDA

* La comida líquida puede consistir en una batida, un licuado o una sopa.

Probablemente te sientas mejor el día 6 de lo que te has sentido en mucho tiempo. La mayoría de las personas descubren que el hambre y los antojos de alimentos se redujeron en gran medida, junto con los dolores de cabeza, malos sueños, cambios de humor, estreñimiento, poca energía y/o nerviosismo. ¡Qué gran sensación!

Después de tu primera cena sólida esta semana, es posible que hayas notado que tu sueño se vio afectado. Hoy tendrás la oportunidad de recuperarte de esa cena sólida (que en el contexto de El Método CLEAN7 es una concesión), especialmente si comiste un poco más porque no desayunaste ese día. También es un ejemplo controlado de lo que puedes hacer cuando sigas con tu vida. Si tienes una gran cena una noche, siempre puedes compensarla al no desayunar al día siguiente. Hacer esto deliberadamente los días 5 y 6 debería ayudar a liberarte de la falacia de que si te saltas el desayuno, tu día está condenado. El programa El Método CLEAN7 te libera de la tiranía de tener que desayunar todos los días. Saltarse el desayuno es realmente una gran cosa que hacer regular u ocasionalmente. A la hora del almuerzo te sentirás considerablemente mejor.

Ahora es el momento de volver lentamente al horario de comidas que seguiste el día 1. El día 5, omitir el desayuno sólo era parte del ayuno de veinticuatro horas, pero hoy es una forma de recuperarte de tu primera cena sólida en cinco días.

Hoy, en lugar de un batido para el desayuno, tomarás té de tulsi, tal como el día 5, junto con tus suplementos herbales ayurvédicos. Básicamente experimentarás un ayuno desde la cena la noche del día 5 hasta el almuerzo del día 6, un periodo de entre 16 y 18 horas. En el almuerzo, tendrás una comida sólida siguiendo las pautas para tu dosha.

La cena es una comida líquida. Trata de tomarla más temprano que tarde para estirar el tiempo entre este y tu batido de desayuno mañana. Acompaña tu batido con los suplementos herbales ayurvédicos como de costumbre. Y de nuevo, si estás escribiendo un diario, asegúrate de anotar tus sentimientos y pensamientos sobre saltarte el desayuno, extender el intervalo entre comidas y los impulsores de detoxificación a los que te dedicaste hoy.

Impulsor n.º 7: Descanso y sueño

Uno de los mayores desafíos de salud que enfrentamos como cultura es la falta de sueño suficiente, que es cuando el importante trabajo de reparación del cuerpo se realiza principalmente, incluido el trabajo de detoxificación. Según un estudio de 2016 publicado en el Informe semanal de morbilidad y mortalidad de los Centers for Disease Control and Prevention (Centros de Control y Prevención de Enfermedades, CDC), más de una tercera parte de los adultos estadounidenses regularmente duermen menos de siete horas por noche. Tal hábito está asociado con una serie de afecciones crónicas que incluyen diabetes, hipertensión y enfermedades cardiacas, así como la obesidad. La falta de sueño suficiente juega un papel en el aumento de peso al crear un desequilibrio de las hormonas que controlan el apetito. El Método CLEAN7 es una oportunidad para comenzar a rectificar este déficit de sueño. Los niveles de energía fluctúan frecuentemente durante cualquier programa de detoxificación. En los primeros días, puedes sentir más cansancio y/o cansarte antes de lo habitual. Usa esta señal como una oportunidad para acostarte más temprano y/o dormir más tarde de lo que acostumbras. (Esta es otra buena razón para comenzar El Método CLEAN7 un fin de semana). Después de unos días en el programa, quizá experimentes una corrección natural de la fatiga y te levantes más temprano sin sentir cansancio o no quieras pasar más tiempo en la cama. El descanso adecuado es una prioridad, así que trátate bien al respecto.

Día 7 de El Método CLEAN7

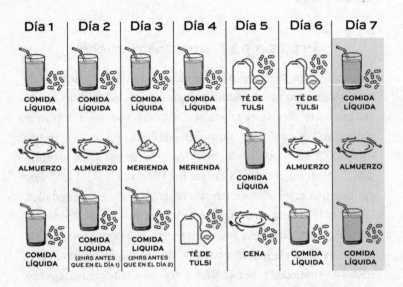

Día 1	Día 2	Día 3	Día 4	Día 5	Día 6	Día 7
COMIDA LÍQUIDA	COMIDA LÍQUIDA	COMIDA LÍQUIDA	COMIDA LÍQUIDA	TÉ DE TULSI	TÉ DE TULSI	COMIDA LÍQUIDA
ALMUERZO	ALMUERZO	MERIENDA	MERIENDA	COMIDA LÍQUIDA	ALMUERZO	ALMUERZO
COMIDA LÍQUIDA	COMIDA LÍQUIDA (2HRS ANTES QUE EN EL DÍA 1)	COMIDA LÍQUIDA (2HRS ANTES QUE EN EL DÍA 2)	TÉ DE TULSI	CENA	COMIDA LÍQUIDA	COMIDA LÍQUIDA

* La comida líquida puede consistir en una batida, un licuado o una sopa.

Este es tu último día en El Método CLEAN7. ¿O no? Muchas personas tienen una experiencia tan buena con el programa que deciden continuar durante una o dos semanas más, como veremos en el capítulo 7. El día 7 es idéntico al día 1. A estas alturas ya conoces la rutina a la hora de comer. Disfruta tu batido de desayuno, siguiendo las mismas pautas a las que te has apegado, acompañado de tus suplementos herbales ayurvédicos. Haz una comida sólida para el almuerzo. Si es posible, toma tu batido para la cena relativamente temprano, junto con los suplementos herbales, para maximizar el tiempo sin comer antes del desayuno de mañana. Siéntete libre de tomar tulsi u otro té de hierbas después de la cena.

Impulsor n.º 8: Detoxificación con respiración consciente

La respiración no sólo aporta oxígeno; también es un método crucial para liberar toxinas. Cuando exhalas dióxido de carbono, estás librando a la sangre de acidez en forma de ácido carbónico. Un ejercicio simple implica ser consciente de tu respiración durante unos minutos. Comienza inhalando y exhalando por la nariz y mantén tu atención enfocada en tu respiración. Sé consciente en todo momento de si estás inhalando o exhalando. Observa que en el momento en que quitas la atención de la respiración, el piloto automático se activa: continuarás respirando, pero tu atención estará en otra parte. En el momento en que esto sucede, vuelve a concentrarte en tu respiración. Puedes hacer este ejercicio en cualquier lugar, en cualquier momento, incluso en medio de una reunión. Al mismo tiempo, limpiarás tus pulmones y calmarás y aclararás tu mente.

Tiempo de celebración y reflexión

Felicitaciones por completar el programa El Método CLEAN7. Acabas de darte una ducha interior y debes sentirte y verte *clean*. Aférrate a esta sensación. Recuérdala vívidamente.

Para cuando completes el día 7, te sentirás significativamente mejor en general, así como más alerta, con mayor energía y conciencia. Algunas personas afirman sentirse «drogadas» de manera natural. ¡Date una palmada! También experimentarás un tremendo sentido de logro. Decidiste hacer algo diferente y difícil, y lo conseguiste. Para algunos de ustedes, quizá haya sido sorprendentemente fácil. Es posible que hayas perdido peso, o no —la báscula no es una medida precisa de los resultados—, pero casi puedo garantizarte que habrás perdido algo de volumen, como puedes ver por cómo sientes tu ropa, particularmente aquellos *jeans* que eran demasiado ajustados hace una semana. Echa un vistazo a esa foto tuya antes de comenzar el programa. Ahora tómate una foto después de siete días, y compara las dos. Tu barriga estará más plana y cualquier hinchazón se habrá reducido significativamente. Tu piel tiene un nuevo brillo y tu cabello es más suave y brillante. Dormirás mejor, tu mente estará más clara, sentirás más energía y tu olor corporal será menor que antes, incluso después de ejercitarte y sudar. ¡Y lo creas o no, tu popó no será tan maloliente! Anota todos estos cambios en tu diario de El Método CLEAN7.

Luego están los resultados emocionales y mentales. Probablemente sientas más calma y disfrutes de una claridad mental renovada. Has demostrado que tienes la capacidad de tomar el control y comprometerte hasta alcanzar un objetivo difícil. Tienes todo el derecho de sentir orgullo, incluso alegría por tu determinación y tu éxito, pero sobre todo por cómo te sientes: ¡*clean*! Es una gran sensación.

Si comenzaste El Método CLEAN7 el sábado pasado, puedes celebrarlo durante el fin de semana, tal vez reunirte con amigos para una caminata, un picnic u otra actividad. Por otro lado, también podrías festejar tu éxito al completar una semana comprometiéndote a otra más en el programa. Cualquier cosa que decidas, no sólo dejes que llegue mañana. Imagina cómo quieres que sea este día y muéstrale la misma resolución que has manifestado durante la última semana. Esto podría ser como llevar más allá algunas de las lecciones que aprendiste en El Método CLEAN7. Quizá eliminar la cafeína y/o el alcohol durante la semana te hizo darte cuenta de lo poco que necesitas o incluso quieres alguno de ellos, o ambos. O tal vez ese tazón nocturno de helado que solías esperar después de la cena ya no es tan atrayente. Después de completar El Método CLEAN7, muchas personas siguen modificando sus hábitos, como omitir el desayuno o hacer tu comida principal a la mitad del día y una cena ligera por la noche para maximizar el tiempo de detoxificación y mejorar la calidad de tu sueño.

Las prácticas pueden convertirse en hábitos

En muy poco tiempo has desarrollado todo un repertorio de prácticas como las siguientes, que puedes seguir utilizando en el futuro:

- Prolongar el intervalo entre la última comida de un día y el desayuno del siguiente.

- Sustituir la cena con té de tulsi u otro té de hierbas.

- Saltarte el desayuno.

- Sustituir el almuerzo con un refrigerio nutritivo.

- Cenar antes de lo habitual.

- Desayunar más tarde de lo normal.

- Ayunar de forma intermitente durante veinticuatro horas, saltándote tanto la cena como el desayuno con una noche de sueño de por medio.

Ahora tienes una cartera completa de hábitos saludables a incorporar para contener a las toxinas, así como para impulsar los procesos de detoxificación. Te animo a que veas El Método CLEAN7 como un punto de entrada y como una actividad periódica de mantenimiento, tal como lo harías para cuidar de tu automóvil o tu sistema de calefacción.

Ahora que limpiaste tu cuerpo, sigue leyendo. En el capítulo 5 te contaré lo que aprendí sobre cómo detoxificar mi mente, y en el capítulo 6 cómo me uní a un movimiento para limpiar el planeta que complementa mi trabajo de ayudar a las personas a limpiarse. Por último, en el capítulo 7 te mencionaré diferentes maneras en que puedes ir desde aquí para hacer que la experiencia que acabas de tener sea duradera.

estoy hablando de problemas graves de salud mental como el trastorno bipolar y la esquizofrenia. Me refiero al malestar generalizado que la mayoría de las personas experimentan con una mente que parece no poder dejar de culparlos, juzgarlos y contaminar cualquier otra experiencia que tengan mientras esta corriente negativa automática de pensamientos continúa.

Inicialmente, tenía tantos pensamientos dando vueltas en mi mente que pensé que me estaba volviendo loco. Incluso tenía conversaciones completas en mi cabeza. En ese momento, había un médico en el hospital Lenox Hill con quien no me llevaba bien. Nadie lo hacía. Era el jefe del laboratorio de cateterismo cardiaco. Era grosero y verbalmente abusivo. Se salía con la suya porque su departamento era el mayor generador de dinero para el hospital. Me descubrí teniendo discusiones con él en mi mente, en las cuales le decía lo que pensaba de él y él me gritaba; todo en mi cabeza. Estaba en el metro una mañana camino al trabajo, teniendo una de mis peleas mentales con este tipo, cuando vi a alguien que hablaba consigo mismo en voz alta. Parecía como si se hubiera vuelto loco. Estaba discutiendo con personas imaginarias, igual que yo, pero lo hacía en voz alta. Una sensación de pánico me invadió cuando estos pensamientos aparecieron en mi mente: «Ese soy yo. Eso es exactamente lo que me está pasando. ¿Voy a comenzar a hacerlo en voz alta después? ¿Por qué no puedo detener estos pensamientos? ¿Por qué no puedo pensar en mejores pensamientos? Pero, espera, yo no elijo estos pensamientos. Simplemente aparecen solos. Y si no elijo mis pensamientos, ¿quién lo hace?».

Lo único que me fue claro fue que estos no eran sólo pensamientos que iban y venían. Capturaban mi atención. Y una vez que profundizaba en ellos, cambiaban la química de mi cuerpo de mala manera. Durante las peleas en mi cabeza, mi corazón comenzaba a acelerarse y mis músculos se tensaban. La adrenalina me recorría casi tanto como si me encontrara en una pelea física real. Mi presión sanguínea subía y me perdía tanto en los pensamientos que iba distraído mientras caminaba, a veces chocaba con gente en las calles y una vez casi me atropella un taxi. Esto se conoce como reacción de lucha o huida. En mi caso, mi cuerpo se estaba preparando para pelear. Pero no había nadie allí. Todo estaba en mi mente.

La reacción de lucha o huida es un mecanismo de supervivencia que forma parte del diseño básico de la mayoría de los animales. Permite escapar o enfrentar a un depredador. Si uno de nuestros ancestros remotos era repentinamente atacado y perseguido por un tigre, ese mecanismo de supervivencia maximizaba las posibilidades de escapar. Una vez que nuestros antepasados lograban escapar y el tigre se iba, la reacción de lucha o huida desaparecía y las cosas volvían a la normalidad. Pero hay un fallo en nuestro diseño. Incluso si el peligro no está realmente allí, con sólo pensar en él la reacción de lucha o huida se dispara. Estaba siendo perseguido por un tigre en mi mente, todo el tiempo. Mi reacción de lucha o huida era mi estado constante. Este hallazgo me asustó. El pensamiento «Estoy loco» seguía apareciendo en mi mente. «Necesito ayuda», decidí.

El psiquiatra al que vi quería comenzar a darme medicamentos, pero yo no quería pasarme la vida en pastillas. Quería entender qué me pasaba. Así que comencé a leer. Al principio busqué en libros de psiquiatría. Había muchas clasificaciones de los trastornos mentales, pero ninguno de ellos respondía mis preguntas: «¿Quién elige mis pensamientos y cómo puedo detenerlos?». De cuando en cuando encontraba una cita de alguien que tenía sentido para mí, y leía más del trabajo de ese autor. Pronto terminé en las secciones de autoayuda y *new age* de la librería, donde encontré algunos títulos interesantes. Uno de ellos fue *Visualización creativa*, de Shakti Gawain. La premisa básica es que si imaginas algo que quieres de manera muy vívida, con gran detalle, se manifestará en tu vida. La obra de Esther y Jerry Hicks, *La ley de la atracción*, también es genial. Establece que el universo te dará lo que sea que pases tiempo deseando y visualizando. Ahondé en la física cuántica como el marco de pensamiento que explicaba estos fenómenos. Todos estamos hechos de energía. La energía atrae energía de la misma frecuencia de vibración. Lo que piensas es en lo que te conviertes. Todo tenía sentido. Pero en realidad no me ayudó. Me descubrí siguiendo sus instrucciones, configurando mi espacio y tomándome tiempo para visualizar. Pero tan pronto comencé, noté que mis pensamientos negativos se volvían aún más fuertes.

Mientras más leía y observaba a todos a mi alrededor, más se hacía evidente que no era el único que tenía esta experiencia con los pensamientos. Mucha gente también. Comencé a observar que algunos tenían corrientes de pensamientos que forzaban su atención a sus propias cabezas, incluso mientras conversaban conmigo. Estaban allí y en sus mentes, mitad y mitad. Una vez que vi eso en mí mismo, empecé a verlo también en otros. Sus miradas se volvían vacías. Si de repente yo dejara de hablar o murmurara algo ininteligible, no se darían cuenta de inmediato. No estaban «presentes». A menudo, yo tampoco.

Mientras seguía leyendo y buscando respuestas, también consulté consejeros y terapeutas. Todos eran un tanto útiles, aunque sólo fuera porque me escuchaban. Pero ninguno de ellos me ayudaba a comprender mejor mi situación. Un terapeuta era un gran aficionado al «pensamiento positivo». Me dijo que yo podía entrenar mi mente para cambiar los pensamientos negativos por otros positivos. «Piensa positivo», era su mantra. Pero esto es más fácil de decir que de hacer. Lo intentaba, con ganas. En el momento en que me daba cuenta de que estaba en una de mis películas mentales que disparaban mi respuesta de lucha o huida, lanzaba pensamientos positivos. Hacía esto una y otra y otra vez. Con el tiempo, pude remplazar los pensamientos negativos por positivos por un corto tiempo. Y luego, como una liga que se ha estirado al máximo, en el momento en que me distraje, la liga retrocedió y los pensamientos negativos volvieron con encono. Al menos este ejercicio me dio la esperanza de poder elegir momentáneamente mis pensamientos. Los negativos aparecían solos. De haber tenido opción, no los pensaría. Pero los positivos yo los elegía. Me costaba mantener la conciencia de que mi mente sólo pensaba cosas por sí misma, y me implicaba un mayor esfuerzo encontrar pensamientos positivos y mantenerlos fluyendo. Era agotador. Noté que algunas personas piensan positivamente la mayor parte del tiempo. Casi todos a los que les pregunté realmente no sabían explicarme cómo podía hacerlo yo mismo. Era como si acabaran de nacer con ello. Para mí, tratar de «pensar positivo» era agotador.

Fue alrededor de esta época cuando decidí volver a ponerme en forma, ya que había ganado mucho peso con todos los años de comida de hospital y estrés. Comencé a levantar pesas y a correr, lo cual disfrutaba enormemente. Aprendí una técnica de respiración que me permitía correr por más tiempo de lo que pensaba que podía. Mientras corría, conscientemente respiraba con cada paso, dos inhalaciones y dos exhalaciones, cada una sincronizada exactamente con cada paso (inhalas cuando tu pie derecho va hacia adelante y, sin exhalar, nuevamente cuando el pie izquierdo va al frente; las dos por la nariz, y las dos salen por la boca). Inhalaba por la nariz y exhalaba por la boca. Después de unos minutos entraba en un estado similar a un trance. Mis pensamientos comenzaron a disminuir en fuerza y cantidad. Cuanto más ponía mi atención en sincronizar mi respiración con cada paso, aparecían menos pensamientos, hasta que no había ninguno. Me convertía en la carrera. Respiración, músculos, ritmo, y nada más. Recordé que este era el mismo estado que había alcanzado años antes en Uruguay, cuando entrenaba y competía en tae kwon do. Me daba un gran sentido de libertad. Después de correr, a veces durante dos horas, me sentía más descansado y lleno de energía que antes de comenzar. Sólo quería correr todo el día. Me volví adicto a correr. Dependía de ello para mi cordura. Pensé que había encontrado la solución hasta que un día me torcí el tobillo, y a los pocos días de no correr, volví al punto de partida: el infierno interior.

Compartí lo que había aprendido al correr con uno de mis terapeutas. Me dio un libro que de verdad me ayudó: *Fluir (Flow): Una psicología de la felicidad*, de Mihály Csíkszentmihályi. El estado de flujo es ese estado irreflexivo (libre de cualquier pensamiento, negativo o positivo) en el que ingresan las personas cuando están tan concentradas en el presente que no queda espacio en la mente para nada más, incluidos los pensamientos. Los atletas lo experimentan cuando entrenan y compiten, al igual que los bailarines cuando bailan, los surfistas cuando practican surf, los músicos cuando tocan su instrumento, los actores cuando actúan, los cirujanos cuando operan. Cualquier experiencia que tengas al ingresar al estado de flujo, será disfrutada y recordada vívidamente. A veces se ingresa accidentalmente al estado de flujo, por ejemplo cuando existe un gran peligro. En este estado, las personas son capaces de hacer cosas increíbles. Es probable que se deba en parte a las hormonas de lucha o huida, pero cuando estás en el flujo, se fortalecen. Un ejemplo es una madre que levanta un automóvil para rescatar de abajo a su hijo. Todos hemos escuchado o presenciado algo así. Hay quienes hacen cosas realmente peligrosas que requieren que entren en ese estado como una cuestión de supervivencia. Si comienzas a discutir con tu jefe en tu cabeza mientras haces paracaidismo, puedes terminar muerto. Creo que las personas siempre, lo sepan o no, buscan intencionalmente ese estado. También les gusta mirar o estar en presencia de otros en ese estado. Los atletas profesionales, los bailarines, surfistas, actores y cualquiera que se desempeñe en niveles altos ingresa al estado de presencia, lo que es parte de su atractivo.

Ese libro, *Fluir*, me ayudó a comprender el concepto de lo que significa en realidad estar presente y cómo explica por qué las personas que entran al estado de flujo son más a menudo más felices y saludables que aquellas que nunca o raramente lo hacen. Pero si no podía correr, no podía entrar en ese estado. Tenía que haber otra manera.

Un día, buscando algunas recomendaciones de libros, me encontré en la sección de filosofía oriental de la librería. Un ejemplar literalmente cayó en mis manos y se abrió en una página titulada «Meditación». En ella, la meditación se describía como una práctica que puede ayudar a ralentizar el flujo de pensamientos automáticos repetitivos y a la larga detenerlo. La mente, que salta constantemente de un pensamiento a otro, se comparaba con un mono que salta sin parar de rama en rama, o con un perro hambriento que muerde obstinadamente un hueso, tal como la mente rumia ciertos pensamientos. Compré un montón de libros sobre meditación y comencé a seguir sus instrucciones. Encuentra un lugar tranquilo, siéntate con la espalda recta, cierra los ojos y respira profundamente. Antes de que pudiera dar el siguiente paso, noté que mis pensamientos parecían aumentar y fortalecerse. Sentí que simplemente no podía hacerlo. Esa meditación no era para mí.

Un día, mi amigo Fernando dijo que me llevaría a una escuela de meditación. Manejamos hacia el norte del estado de Nueva York y llegamos a un hermoso conjunto de edificios en medio de hermosos jardines. «Ven», dijo, «la meditación intensiva está comenzando». Lo seguí a una gran sala de conferencias donde cientos de personas estaban sentadas en el suelo, cantando. Más tarde descubrí que este era un día especial, el día del maestro. Después de un rato, la maestra de meditación entró al salón y se unió al canto. Había algo increíblemente especial en ella, un brillo intenso. Tenía el magnetismo más fuerte que cualquiera que hubiera conocido. Fue entonces cuando me di cuenta de que ella estaba completamente presente. A medida que el canto continuaba, quedé fascinado por cada uno de sus movimientos, que eran como en cámara lenta. Nunca había visto a nadie moverse de esa manera. No estoy seguro de cuánto tiempo estuve allí, pero después de un tiempo me sentí algo mareado, así que salí.

Debí parecer estresado porque una estudiante de meditación asignada como mi anfitriona salió a preguntarme si me encontraba bien. Le dije que estaba mareado, pero bien. Me pidió que la siguiera para que pudiéramos encontrar un lugar donde sentarnos. Mientras caminábamos por un corredor, se abrió una puerta y la maestra de meditación salió, casi chocando con nosotros.

—Hola, Prema —saludó a mi anfitriona—. ¿Y cómo te llamas? —me preguntó.

—Me llamo Alejandro —respondí.

—¿Qué haces, Alejandro?

—Soy médico.

—¿De qué tipo?

—Cardiólogo.

—Ah, el corazón —dijo, estallando en carcajadas y palmeó mi pecho, justo sobre mi corazón.

Lo que sucedió después es imposible de describir con precisión, pero lo intentaré. No había una experiencia de mí dentro de un cuerpo, mirando a través de mis ojos. Yo estaba en todas partes: era todo. No había espacio ni tiempo. Inicialmente, mi sensación fue de miedo, pero pronto se transformó en el sentimiento de felicidad más sorprendente que jamás haya experimentado. Era algo más allá de la felicidad. Era paz.

No era yo experimentando algo. No había diferencia entre la experiencia y el experimentador. No había un solo pensamiento en mi mente. No estoy seguro de cuánto tiempo permanecí en ese estado; debieron haber pasado unos minutos, pero pareció eterno. He estado buscando una forma de ingresar a ese estado desde entonces, y permanecer allí. He tenido algunos destellos desde entonces. Todos ocurrieron en los momentos más inesperados, y nunca durante alguna técnica o práctica de meditación.

Hoy entiendo que ese estado es nuestro estado natural, nuestro derecho de nacimiento. Es el estado de pura presencia, que es lo que entiendo como iluminación. Debido a la forma antinatural en que vivimos, poco después de nacer somos entrenados para poner nuestra atención en el pensamiento, en una identidad. Comenzamos a definir quiénes somos, qué nos gusta y qué no nos gusta. Pero siempre estamos, a menudo sin saberlo, buscando regresar de alguna manera a ese estado de pura presencia. Practicamos deportes, bailamos, hacemos actividades peligrosas, oramos, hacemos el amor, comemos, hacemos lo que sea, en parte, para experimentarlo nuevamente.

Una gran parte de la razón por la que los pensamientos negativos siguen repitiéndose es la acumulación de ama, que describí en el capítulo 3. El ama es la acumulación de moléculas tóxicas (endógenas y exógenas), y el moco y la grasa que el cuerpo genera y retiene para defenderse de ellas. Este ama físico tiene una frecuencia vibratoria baja y, por resonancia, atrae y amplifica pensamientos y emociones de una frecuencia vibratoria similar, el ama cuántico. Y viceversa.

A medida que ingresamos y pasamos por el programa El Método CLEAN7, los químicos tóxicos se neutralizan, se vuelven solubles en agua y se eliminan, al igual que la mucosidad y la grasa que servían para amortiguar la irritación que causan estas moléculas tóxicas. Esto crea una condición interna con menos control sobre el ama cuántico. Es por eso que pueden tener lugar pesadillas y cambios de humor mientras estás en el programa. Pero este es también el momento perfecto para aprender y practicar alguna versión de meditación, ya que no sólo la facilitará la eliminación del ama físico, sino que también impulsará su eliminación.

No hay discusión sobre el valor de la meditación para el bienestar. Hay muchos estudios científicos que prueban sus beneficios. Pero la gente se ve intimidada incluso por la sola palabra *meditación*. Parece tan inalcanzable que la gente ni siquiera la intenta. Es por eso que te doy tres ejercicios sencillos que funcionan y son fáciles de hacer. Toman sólo unos minutos al día. Estos no «remplazan» las prácticas de meditación más largas. Más bien, son para que comiences. E incluso si ya tienes experiencia meditando, estos ejercicios mejorarán tu práctica. Du-

rante El Método CLEAN7, te animo a utilizar una de estas tres
técnicas para «estar presente», o todas ellas, durante siete minutos todos los días. Harán más fuerte tu «músculo de presencia».

El ancla

En cualquier momento del día, toma siete minutos para anclar
tu atención en el presente. Para hacerlo, dirigirás tu atención
completamente a lugares que siempre están en el presente: tu
cuerpo, tu respiración, lo que sea que veas y escuches alrededor. Siéntate en una silla con la espalda recta. Mantén los ojos
abiertos. Descansa las palmas de las manos cómodamente sobre
los muslos. Respira hondo y exhala lentamente. Comienza poniendo tu atención en tu cuerpo. Siente tus pies desde adentro,
las pantorrillas, las rodillas, tu trasero y espalda contra la silla,
tu abdomen, brazos, manos y cabeza. Siente tu cuerpo intensamente desde adentro. Ten cuidado de no tensar los músculos;
en cambio, mantenlos relajados, pero siente tu cuerpo, todo al
mismo tiempo, todo el tiempo. Si aparecen pensamientos, no
luches contra ellos. No intentes detenerlos, sólo déjalos y continúa enfocando tu atención en sentir tu cuerpo intensamente
desde adentro; lo más probable es que esto suceda durante los
siete minutos completos. Los pensamientos aparecerán. Incluso
pueden robar tu atención, pero si te mantienes alerta, pronto
te encontrarás ausente en tus pensamientos. Cuando lo hagas,
no te juzgues ni pienses que has fallado en hacer el ejercicio
correctamente. Sólo vuelve a sentir tu cuerpo. Una vez que lo
estés haciendo, pon cierta atención también a tu respiración.
Sigue sintiendo tu cuerpo, pero también presta atención a tu
respiración. Ya sea que esté en piloto automático o que estés
respirando consciente y voluntariamente, no importa. Lo que

importa es que en todo momento sepas si estás inhalando o exhalando, al mismo tiempo que sientes tu cuerpo desde adentro. Una vez que estés sintiendo tu cuerpo y notando tu respiración, lleva algo de tu atención a lo que ves y escuchas alrededor, sin mover los ojos. Sólo advierte lo que caiga en tu campo de visión, y cualquier sonido que esté ocurriendo momento a momento. Eso es. Hazlo durante siete minutos todos los días. Si puedes hacerlo más de una vez, fantástico. Si te lo saltas un día, hazlo al siguiente.

Cuando tu atención fluye hacia algo en el presente, quedará menos atención para fluir hacia el pensamiento. Mientras estés sintiendo tu cuerpo, notando que tu respiración entra y sale, viendo y escuchando, tu atención está anclada en el presente y los pensamientos negativos se debilitan. Cuando se practica de manera consistente, fortalecerás tu capacidad de dirigir la mayor parte de tu atención hacia tu cuerpo, respiración y entorno. Incluso puedes entrar en el estado de flujo, en el que toda tu atención está en tu cuerpo y respiración y te vuelves completamente presente.

El ancla en movimiento

La técnica de meditación anterior tiene algo en común con la mayoría de las que aprendí durante mi búsqueda: todas se realizan deteniendo lo que sea que estés haciendo. Te tomas un tiempo, te sientas, por lo general en una habitación vacía y tranquila, y entras. Y luego te levantas y continúas con tu vida ocupada. Esto también se filtrará gradualmente en tu vida diaria y tendrá un efecto positivo. Estarás más en calma. Te convertirás en mejor escucha. Evitarás perderte en los pensamientos. Pero también hay algo que puedes hacer para debilitar el dominio de los pensamientos no deseados durante tus horas activas. Puede sonar extraño, pero funciona y te insto a que lo pruebes varias veces. En cualquier momento del día, ya sea que estés en una reunión en el trabajo o hablando y jugando con tus hijos, pon algo de tu atención en tus pies. Siente tus pies desde adentro. Siente la temperatura, la humedad, siente tus pies tocando los zapatos, presionando contra el piso. No lo hagas sólo por un instante. Sigue haciéndolo. Sigue con lo que estés haciendo, y al mismo tiempo continúa sintiendo tus pies desde adentro. Puede parecer contradictorio hacer eso mientras realizas otras cosas. Tal vez temas que al poner un poco de atención en tus pies le estarás robando atención a pensar en lo que dirás a continuación, o a comprender lo que alguien te está diciendo. Pero no es eso lo que pasa. Incluso si no eres completamente consciente, al margen de lo que sea que estés haciendo, hay pensamientos que ocurren de manera involuntaria y roban tu atención. Es por eso que muchas personas a veces parecen ausentes incluso en medio de una conversación importante. Pero aun si los pensamientos automáticos no te roban por completo del presente, hay un ruido de fondo continuo hecho de pensamientos. A veces son difíciles de detectar porque los experimentamos como nuestro yo normal de «interpretar y medir». Son pensamientos que te dicen algo sobre lo que sucede, como «Esto es interesante», «Él está mintiendo», o «No puedo creer que ella esté diciendo eso». O estás adivinando en tu cabeza lo que la otra persona va a decir. O tomas notas mentales de las cosas que tienes que hacer a continuación. Experimentamos estos pensamientos como nosotros. No conocemos nada diferente. Nunca lo cuestionamos antes. Cuando diriges algo de esa atención al presente tu mente se vuelve más clara, cediendo más espacio para la conexión y la creatividad. Todo lo que necesites decir fluirá de una manera más elocuente de lo habitual. Como en el momento en que hables o escuches tendrás también algo de tu atención en tus pies, que están en el presente, tú estarás más presente. Todos en la reunión de trabajo notarán eso, atraerás su atención, y la reunión irá mejor de lo que esperabas. Si estás con tus hijos, verá que te responden de manera diferente. Estarás más presente, lo que ellos sentirán como amor.

El Ejercicio de Repetición de la Escuela de Actuación Ruskin

Este es un ejercicio de formación que enseñaba Sanford Meisner (1905–1997) en sus clases de técnica de actuación, y continúa siendo lo primero que enseñan en la Escuela Ruskin en Los Ángeles, California, y cualquier maestro autorizado en la técnica de Meisner. John Ruskin fue el aprendiz de Sanford Meisner y enseñó con él en el Neighborhood Playhouse en Nueva York antes de abrir la Ruskin School of Acting en Los Ángeles. El ejercicio está diseñado para eliminar la intelectualidad del instrumento del actor, evitar que pienses, y te enseña a concentrarte en tu compañero. La brillantez de este ejercicio es que, al hacerlo, te lleva completamente al momento presente. Y debido a que no hay nada en que pensar aparte de lo que ves en el comportamiento de tu pareja un segundo tras otro, te obliga a estar completamente en el momento. Después de muchos años de enseñarlo, mi buen amigo John Ruskin llegó a comprender que este ejercicio no es sólo algo que puede ayudar a los actores. Gente que no eran actores, personas en recuperación, madres, padres, empresarios, sus propios hijos y otros, se beneficiaban al hacerlo porque es la forma más rápida de salir de tu cabeza y entrar al corazón. John pensó que ayudaría a mis pacientes.

Meisner diría que estás en tu cabeza o en tu corazón, los cuales son mutuamente excluyentes, y eso es cierto. Poder apagar las voces incesantes en tu cabeza es un regalo, y este ejercicio muy sencillo te lleva allí.

Como cualquier ejercicio, requiere un poco de práctica, así que iremos por etapas. Primero debemos sentirnos cómodos con el ejercicio, y luego puede volverse más profundo y poderoso.

Probablemente hayas tenido la experiencia de hacer una buena acción o estar en el proceso de ayudar a un amigo, cuando tu enfoque y atención están totalmente en alguien aparte de ti, y tu mente se calla. Las voces se ralentizan e incluso se detienen. Este ejercicio de repetición se basa en el mismo principio. Necesitarás un acompañante para hacer este ejercicio.

Paso 1: Detalles externos

Siéntate o párate frente a tu pareja. La primera vez que intenten este ejercicio, decidan quién irá primero. Esa persona mira a la otra y sencillamente dice lo que ve. Por ejemplo, si tú inicias y tu pareja viste una camisa azul, entonces simplemente podrías decir: «Camisa azul». Tu compañero debe repetir entonces «camisa azul» exactamente como se escuchó, con total atención en ti y sin pensar en nada. Tu acompañante debe resistir cualquier deseo de mostrarse aguda o intentar que «camisa azul» suene diferente. Entonces pones toda tu atención en cómo tu compañero dice «camisa azul» e intentas repetirlo exactamente de la misma manera, casi como un robot. Continúen repitiendo «Camisa azul» de ida y vuelta, de manera muy sencilla, sin tratar de hacer que suene diferente, hasta que haya algo más que notes sobre tu acompañante, quizá «ojos cafés». Di esa nueva frase, y luego repítanla tú y tu pareja de ida y vuelta hasta la siguiente observación, como «anteojos», «cabello rubio», etc. Continúen repitiendo cada nueva palabra de ida y vuelta hasta que veas lo siguiente y así sucesivamente, con una persona que continúa iniciando el cambio de palabras.

Después de unos minutos, cambia para que tu compañero se convierta en el iniciador. Una vez que hayan dominado este flujo, cualquiera de ustedes puede iniciar el cambio en la repetición, cambiando a la nueva palabra que se les inspire, basada en decir lo que cada uno ve en el otro.

Paso 2: Comportamiento físico

Una vez que te acostumbres a notar cosas externas acerca de tu pareja, podrás dar el siguiente paso, que es leer el comportamiento físico. El comportamiento son los movimientos físicos que hacen las personas, como «mirar hacia otro lado», «inquietarse», «balancearse», «reír», etc. Agrega esas palabras a tus observaciones.

Paso 3: Comportamiento emocional

Aquí es donde comienzas a decir lo que crees que tu acompañante experimenta por dentro. Las emociones se manifiestan como comportamiento, y estamos aprendiendo a leer el comportamiento. De modo que si ves que tu pareja mira hacia otro lado, entonces di «miró hacia otro lado». Si parece tímido, distraída, incómodo, feliz, triste, avergonzada, etc., dilo. Pero cuida que las palabras sean sencillas, simplemente usando cualquiera de esas mismas si se aplica. Ahora es muy importante recordar que sólo estás haciendo tu mejor conjetura al observar, sin señalar ni manipular a la persona, más bien diciendo lo que ves en ella. En este punto, tu acompañante debería poder repetir esa afirmación, «Eres tímido», sin pensar, y sin embargo, la respuesta instintiva te hará saber si tienes razón o no. No se trata de tener razón sino de buscar realmente, mantener tu foco en la otra persona y pasar de un momento a otro sin pensar. No importa si tienes razón o no. Lo único que importa es que utilices la palabra *repetición* para mantenerte repitiendo sin pensar y permanecer en contacto con tu pareja.

¡Con esto no tratas de hacer que ocurra nada! Si intentas mostrar agudeza, todavía estás en tu cabeza. Si estás pensando qué decir a continuación, no lo hagas. Simplemente pon el 100 % de tu atención en tu pareja, repite lo que escuchas y, sin pensar, ¡toma el siguiente comportamiento que veas en tu pareja y simplemente dilo! Cada vez que te distraigas o te confundas, respira profundamente, vuelve a concentrarte en tu pareja y repite las palabras. Eso es lo que te mantiene presente, en el momento, y conectado con tu compañero.

Sandy Meisner siempre dijo: «Actúa antes de pensar», y en esta parte del trabajo, ese es tu objetivo: «Repite antes de pensar».

El propósito del ejercicio de repetición es muy sencillo: detener tus pensamientos y enseñarte a enfocarte completamente en el comportamiento de tu pareja.

Mi amigo John ha practicado la meditación desde que tenía trece años para tratar de calmar su mente ocupada y sus pensamientos. Cuando encontró a Sandy Meisner y la Técnica Meisner descubrió una forma más inmediata de llegar a ese lugar de ausencia de pensamientos, y la ha estado practicando durante treinta y cinco años. Meisner lo inventó para entrenar a los actores a estar presentes y en su corazón en el escenario o frente a la cámara, pero practicarlo iba mucho más allá de eso; era bastante universal en ayudar a todos a dejar de pensar tanto y permitirse estar más presentes en el momento consigo mismos y con los demás. Se profundiza, y después de mucha práctica, comienza a sonar como un diálogo humano en el que cada momento cambia a medida que adquieres más dominio al señalar el comportamiento de tu pareja y nombrarlo en el ejercicio de repetición.

Personalmente, estos ejercicios me han salvado la vida. Los dos primeros los hago todo el tiempo. El tercero, o una versión de él, lo practico a veces. Entrenar el músculo de la presencia es como entrenar cualquier músculo: lo ejercitas, y se vuelve más fuerte. Me han ayudado en todos los aspectos de mi vida. El Método CLEAN7 es un gran momento para ponerlos a prueba y comprobarlo tú mismo. Si te impresionaron, puedes adoptarlos en el largo plazo. Para más información sobre el trabajo de John, visita www.ruskinschool.com (en inglés).

6

Como es arriba, es abajo: El Método CLEAN7 se encuentra con ORGANIC INDIA

Hay muchos significados para la frase «Como es arriba, es abajo». Un maestro espiritual podría decir que significa que la vida en la Tierra puede ser como es en el cielo. Un físico podría estar hablando de que un átomo es muy parecido al sistema solar, con su núcleo como el sol y los electrones orbitando alrededor como los diferentes planetas. Para mí, como médico que busca soluciones en la naturaleza, significa que el planeta Tierra es un organismo vivo muy parecido al cuerpo humano: sus ríos son como arterias, sus bosques como pulmones, y nosotros los humanos seríamos uno de los muchos tipos de células que circulan en el interior. Veo a los humanos como los glóbulos rojos del planeta. Y debido a que somos células en ese cuerpo planetario, la detoxificación del cuerpo humano por sí sola no es suficiente. ¿Sacarías y limpiarías a los peces de tu pecera y luego sólo los regresarías al agua sucia del tanque? El planeta es nuestra pecera. ¿Quieres vivir tu vida nadando en agua sucia? ¿Cómo limpiamos nuestro tanque?

Sincronicidades

Hace unos diez años, mi amigo Steven viajaba por India por negocios. Una mañana, en un vuelo de Delhi a Lucknow, vio a un hombre vestido con una kurta blanca que parecía tan feliz y tranquilo que se preguntó qué pasaba con él. Después de un día de reuniones, Steven fue a abordar su avión de regreso a Delhi. En la sala de espera, aguardando para subir al mismo vuelo, estaba el mismo hombre que había visto esa mañana. Steven se le acercó, se presentó y le preguntó sin más: «¿A qué se dedica? ¿Qué come? Parece muy feliz; quiero hacer lo mismo que usted».

El hombre respondió que se llamaba Bharat Mitra. Acababa de pasar el día en Lucknow, donde había organizado una importante conferencia para que unos médicos les enseñaran sobre bienestar, la medicina holística y las hierbas ayurvédicas. Entonces, de pronto, Bharat dijo: «El año que viene quiero traer a la conferencia a un médico de Estados Unidos cuyo libro, *Clean*, de verdad me llama la atención. Se llama Alejandro Junger». «¡Sincronicidad!» dijo Steven. «Alejandro es como mi hermano», e inmediatamente me llamó y me puso al teléfono con él. Hicimos clic de inmediato y acordamos reunirnos en persona unos días después, ya que ambos estaríamos en Australia. Otra sincronicidad.

Conocí a Bharat y a su esposa, Bhavani, en su casa en Byron Bay, Australia, y tuve la misma primera impresión que Steven.

Ambos irradiaban salud y felicidad. Su historia me dejó pasmado. No sólo habían descubierto *cómo* limpiar la pecera, sino que lo estaban haciendo. Hacían por el cuerpo planetario lo que yo por los cuerpos humanos individuales que circulaban en él. No podíamos dejar de hablar. Nos contamos nuestras historias de vida.

Un comando se convierte en realidad: cómo nació ORGANIC INDIA

Bharat dejó su Israel natal a los diecisiete años, en pos de la iluminación. Su búsqueda al final lo llevó a Lucknow, donde encontró a su gurú, Papaji. Bhavani también había ido a India en su camino espiritual y se convirtió en estudiante de Papaji. Ahí fue donde ella y Bharat se conocieron, se enamoraron y se casaron. La mayoría de los gurúes son monjes o *swamis*, pero Papaji era un jefe de familia. Enseñaba y guiaba a las personas a experimentar la iluminación en sus vidas cotidianas sin tener que renunciar al mundo.

Bharat recuerda: «Estaba totalmente dedicado a Papaji y a la verdad espiritual. Nunca tuve ningún interés en nada del mundo». Pero en 1996, aproximadamente un año antes de su fallecimiento, Papaji le dijo:

—Establece una sociedad anónima privada.

—Sí, Papaji —respondió obedientemente, pero cuando su gurú dejó la habitación, se dirigió a un amigo y le preguntó—: ¿Qué es una sociedad anónima privada?

El amigo explicó que era una entidad comercial. El único comentario de Papaji fue: «¡Esta empresa ayudará a todos!». Bharat Mitra no sabía a qué se dedicaría. Me dijo: «Lo único que sabía en mi corazón era que el propósito central de esta empresa era ser un vehículo de conciencia, siendo una encarnación viva del amor en acción».

En ese momento, India se abría a los negocios internacionales. Bharat y Bhavani iniciaron la compañía comercializando mercancías desde y hacia India. Comenzaron con muchos artículos diferentes producidos en India, como alfombras y artesanías. Después de innumerables horas en una oficina y cerrar muchos tratos comerciales, Bharat tuvo el fuerte presentimiento de que esta compañía crecería a nivel mundial. Corrió a casa de Papaji, se postró a sus pies y dijo:

—Papaji, por favor. No quiero nada de eso. Todo lo que siempre quise es servirte. Por favor, apártalo de mí.

Papaji lo miró con una gran sonrisa en el rostro y dijo:

—Pero es por eso que debes hacerlo. Porque no quieres nada, por eso es que puede suceder.

Así es como nació ORGANIC INDIA.

De alfombras a hierbas

Durante muchos años con Papaji, Bharat y Bhavani habían presenciado de primera mano el poder curativo de la medicina ayurvédica, en particular al usar hierbas ayurvédicas. Bharat me contó acerca de un hombre con leucemia, a quien después de que fracasara con él una fuerte quimioterapia, le dijeron que le quedaban apenas dos o tres semanas y lo enviaron a casa a morir. Su esposa le preguntó qué quería hacer en esas semanas finales. Respondió: «Quiero ver a Papaji». La pareja retiró todos sus ahorros del banco y Bharat dispuso una ambulancia aérea para transportarlos desde Delhi a Lucknow, con todo y tanques de oxígeno. Cuando llegaron a casa de Papaji y le dijeron que a aquel hombre le habían dado dos semanas de vida, Papaji respondió: «Nadie puede decidir cuándo mueres» y lo envió a ver a un médico ayurvédico, que lo trató con hierbas y dieta específica para su dosha. pautas Ocho meses después, el hombre y su esposa dejaron Lucknow sanos y risueños. Bharat recuerda que él seguía vivo y bien al menos cinco años más tarde.

Este y otros ejemplos de los poderes de la medicina ayurvédica para sanar, restaurar y mejorar la vida, en especial las hierbas ayurvédicas, motivaron a Bharat y a Bhavani a encontrar hierbas y otros medicamentos y suplementos ayurvédicos para todas las personas que acudían a Lucknow a ver a Papaji, y para comercializarlas internacionalmente. Bharat Mitra buscó por todo el país fuentes de hierbas ayurvédicas de buena calidad. Sorprendentemente, todas las que pudo encontrar eran de muy mala calidad y se almacenaban en depósitos polvorientos y antihigiénicos (llamados «go-downs» en India). Peor aún, desde la llamada «revolución verde» en India, las enormes cantidades utilizadas de fertilizantes, pesticidas y herbicidas químicos modernos habían tenido como resultado cultivos tóxicos, claramente inutilizables como hierbas medicinales o suplementos. Fue evidente que las hierbas ayurvédicas debían cultivarse orgánicamente. También se hizo patente que los productos químicos agrícolas son tóxicos no sólo cuando los consumes, sino que también afectan todo lo relacionado con ellos.

Tierra seca, dolor profundo

Bharat me explicó que inicialmente los químicos agrícolas modernos producían un mayor rendimiento de los cultivos, por lo que los agricultores se aficionaron a usarlos. Sin embargo, descubrieron que después de unos años la tierra necesitaba más y más químicos para mantener el mismo rendimiento. Los productos eran caros y también las semillas diseñadas para sobrevivir al ataque químico. Las cuentas bancarias de los agricultores se agotaban y también su tierra, que se había vuelto dependiente de más productos químicos. Al no tener otros recursos, los granjeros tenían que hipotecar sus tierras para pagar las semillas y los químicos, con la esperanza de obtener una cosecha que pudieran vender. Esto resultó en que muchos perdieron sus tierras, su capacidad de mantener a sus familias y su dignidad, lo que era insoportable para ellos. Indescriptiblemente tristes, muchos de estos productores vieron que la única forma de salir de esta situación deplorable era suicidarse. Bharat descubrió que entre 12 mil y 19 mil granjeros se quitaban la vida cada año. Bharat y Bhavani se sintieron obligados a hacer algo al respecto y nació la visión de una solución perfecta: producir medicinas herbales ayurvédicas cultivadas orgánicamente en asociación con los agricultores. De esta manera, podrían poner a disposición de los consumidores hierbas curativas de alta calidad, y al mismo tiempo enseñar a los granjeros a volver a la agricultura tradicional orgánica y liberarse de la trampa mortal en que se encontraban.

El doctor Narendra Singh, encantador de prana

Con esta visión en mente, Bharat comenzó a buscar la asesoría de expertos en hierbas ayurvédicas. Fue llevado hasta una leyenda de la ciudad de Lucknow, el doctor Narendra Singh, un médico que también era presidente y fundador del International Institute of Herbal Medicine (Instituto Internacional de Medicina Herbaria). Durante años dirigió el departamento de farmacología de la prestigiosa Universidad Médica King George, donde realizó investigaciones exhaustivas sobre hierbas medicinales ayurvédicas.

Durante décadas, el propio doctor Narendra había buscado hierbas ayurvédicas de calidad para proporcionarlas a sus pacientes y utilizarlas en sus estudios clínicos, pero no había podido hallarlas. Así que se puso a encontrar la razón de eso. Habló con todos los expertos que pudo y estudió los antiguos textos ayurvédicos, algunos de ellos en sánscrito. Después de años de trabajo, resolvió el gran misterio de por qué no obtenía con las hierbas los mismos resultados que había visto con sus maestros años antes. Era porque las hierbas ya no se cultivaban y preparaban de la manera correcta. La forma en que se plantan las semillas, la cantidad de agua que reciben y cómo se cosechan, secan, mezclan y preparan para el paciente son esenciales para su calidad. La potencia de las hierbas ayurvédicas depende de la fuerza vital que poseen. El doctor Narendra explicó que las plantas son vehículos de frecuencias sanadoras que transmiten la inteligencia inherente de la naturaleza y que pueden afectar a las células de distintas maneras, ayudando con el equilibrio, la reparación y la nutrición, e incluso pueden alterar la expresión génica para mejor. Dicha fuerza vital se llama *prana* y debe conservarse, o las hierbas te darán sólo nutrientes y antioxidantes, que aunque son benéficos, son apenas una pequeña parte del poder de las hierbas.

Las hierbas portan la inteligencia de la naturaleza y causan diferentes efectos según el padecimiento. La ashwagandha, por ejemplo, tonificará una glándula suprarrenal cansada si se padece agotamiento, pero la atenuará si predomina el estrés. Debido a que ayuda al cuerpo a adaptarse, se le conoce como un adaptógeno. El doctor Narendra creó sus propios jardines de hierbas siguiendo los estrictos estándares y condiciones que su investigación le reveló, y comenzó a tratar a sus pacientes con ellos. Quedó sorprendido con los resultados. Y su estatus de leyenda creció.

Bharat lo visitó en su oficina para presenciar los resultados con los pacientes y conocer los jardines. Estaba tan impresionado que le dijo al doctor que ORGANIC INDIA quería ampliar el cultivo de sus hierbas y ponerlas a disposición del mundo. Narendra respondió que era imposible hacerlo como un negocio, y que no estaba interesado en beneficiarse de tal propósito. Nunca había cobrado a un solo paciente en décadas.

—Simplemente no puede hacerse —declaró.

—¿Por qué? —preguntó Bharat.

—Porque incluso si averiguáramos cómo extender lo que hago en mis jardines, ningún agricultor estaría tan loco como para empezar a plantar algo que, si no se vende, no se puede comer ni vender a alguien más. Es muy arriesgado. Vengo de un pueblo de granjeros. Sé cómo piensan y sienten —respondió Narendra, contundente.

Pero Bharat no se rendiría. Visitaba a Narendra cada vez que podía y lo hizo comenzar a pensar en grande. «No puede retirarse a tu aldea y dejar que este conocimiento se pierda nuevamente. Es demasiado importante», le dijo. «Tenemos la responsabilidad de compartirlo con la humanidad. Si no podemos mantener la misma calidad que ofrece a sus pacientes mientras lo escalamos, entonces no lo haremos. Pero al menos debemos explorar la posibilidad, y dar todo lo que tenemos». Con el paso del tiempo, la resistencia del doctor Narendra se convirtió en inspiración, pasión y en un plan.

Luego de meses de investigación, ensayos y errores, Bharat, Bhavani y Narendra resolvieron cómo podía hacerse. Crearon un gran jardín en Lucknow para poner a prueba sus ideas. Y funcionó. También se desarrolló una amistad de profunda confianza, por lo que cuando llegó el momento de reclutar a los primeros agricultores, Narendra llevó a Bharat a Azamgarh, su pueblo natal. En una reunión comunitaria con los granjeros, Narendra y Bharat les ofrecieron la oportunidad de ser parte del comienzo de una revolución orgánica en India que los beneficiaría a ellos, a sus familias, a sus aldeas, a todo el país y a la Tierra misma. Después de explicar que la primera cosecha sería de tulsi, la madre de todas las hierbas curativas, Bharat preguntó:

—¿Quién quiere unirse?

El silencio fue ensordecedor. Entonces habló un granjero:

—Estaríamos dispuestos a cultivar arroz, o trigo. Todos los que vienen al pueblo hacen promesas, pero nadie las cumple —dijo—. Afirman que comprarán el tulsi, pero no puedo comer tulsi y no puedo venderlo si ustedes no lo compran. Quieren que les confíe mi vida. No tengo nada más. Lo que cultivo es todo lo que tengo para mi familia y para mí.

Bharat miró a Narendra, quien sonrió como diciendo: «Te lo dije».

Bharat les dio su palabra de que no los defraudaría, y en gran medida por la confianza y el amor que sentían por el doctor Narendra, el jefe de la aldea, Kailash Nath Singh, y otros ocho agricultores se unieron. El equipo de ORGANIC INDIA llevó las semillas y la maquinaria, y bajo la guía del doctor Narendra les enseñaron a los agricultores a plantar, regar, cosechar, secar y preparar el tulsi. También enseñaron a la comunidad cómo usar los desperdicios biológicos de toda la aldea para crear composta orgánica, a fin de enriquecer el suelo y aumentar el rendimiento de los cultivos. La preparación colectiva de la composta unió a la población entera.

No sorprendió que la primera cosecha no fuera utilizable debido a los residuos químicos en el suelo, pero ORGANIC INDIA retribuyó a los agricultores lo prometido. Al año siguiente, 22 más

se unieron luego de ver que se les pagó a los cultivadores origi-
nales. Un granjero que inicialmente había sido el oponente más
estentóreo, cambió de opinión y decidió sumarse.

—¿Por qué? —le preguntó Bharat.

—Los pájaros de mi infancia han regresado a los campos
—respondió.

Gracias a ORGANIC INDIA, pueblos enteros han revivido.
La compañía instaló pozos y sistemas de riego, construyó clínicas médicas, apoyó escuelas y brindó educación y bienestar a
las mujeres de esas aldeas. La generación más joven ahora está
interesada en la agricultura porque se dan cuenta de que cuanto
más esfuerzo inviertan en ella, más recuperarán. Los aldeanos
no sólo tienen ingresos, sino también un entorno sostenible;
buena salud para ellos, sus familias y su ganado; y algo muy
importante: su dignidad y orgullo al proporcionar hogar, salud
y felicidad a sus familias y comunidades del poblado.

En el primer acto para celebrar con los agricultores después
de unos años de trabajo, Bharat Mitra elogió a Kailash Nath
Singh, reconociendo su visión y coraje al ser el primero en
unirse. Kailash subió al escenario y dijo: «Muchas gracias, pero
yo no tuve visión. No tenía coraje. En realidad, estaba contem-
plando suicidarme. Simplemente pensé que no tenía nada que
perder». Años después, Kailash murió feliz. Había cumplido su
función. Su familia todavía se beneficia del amor que él tenía
para dar, y que en algún momento casi se pierde prematura-
mente.

Hoy en día son miles los agricultores, todos cultivando de
manera orgánica en muchos pueblos de toda India, y ninguno
ha abandonado la empresa en dieciocho años. Según Bharat, la
felicidad que ve en sus caras es la razón de la misma que Steven
vio en su rostro la primera vez que se encontraron.

Conociendo al maestro

Mientras Bharat continuaba con sus historias, de repente tuvo una idea:

—Tienes que venir a Lucknow y verlo por ti mismo —dijo.

—Sí —respondí.

Cuando llegué a casa del médico cuatro meses después, había una fila de personas esperando para verlo, la cual se prolongaba alrededor de la cuadra. El interior de su oficina parecía un caos. El doctor Narendra estaba sentado detrás de un gran escritorio lleno de hojas clínicas de pacientes y otros documentos. A su izquierda se encontraban un profesor de uno de los hospitales universitarios de Lucknow, y un graduado de estudios religiosos; ambos tomaban notas. Delante tenía a varios pacientes, algunos solos, otros con sus familiares, sentados donde podían. Hablaba con uno y saltaba a otro y luego a otro, sin ningún orden aparente. De cuando en cuando chasqueaba los dedos y cuatro jóvenes corrían a buscar lo que necesitaba, como si descifraran telepáticamente el chasquido. Aquello era un mar de actividad. Junto con el ruido del tráfico afuera, los bocinazos y la música del templo al otro lado de la calle, a todo volumen, mi mente simplemente no podía asimilarlo todo. Me senté a su derecha, y Narendra inmediatamente comenzó a hablarme sobre los pacientes que atendía. Después de dos minutos todo pareció calmarse y de repente lo percibí de manera diferente: orden total, quietud, presencia pacífica.

Lo que presencié me dejó atónito. Esto es lo que vi y escuché, de los propios pacientes y de revisar sus historias clínicas. Un hombre había estado en diálisis durante años antes de ver a Narendra. Con algunos consejos dietéticos conforme a los principios ayurvédicos, pero principalmente con hierbas, Narendra lo había ayudado a que sus riñones volvieran a funcionar. Cuando vi a ese hombre, llevaba un año sin diálisis. Otro, luego de tener el hígado devastado por la cirrosis, cumplía dos años bajo el cuidado del doctor Narendra. Había traído sus últimos análisis de sangre, que revelaban una función hepática normal. Vi a una mujer cuya piel, sepultada por el eczema, ahora era brillante y rosa. Era imposible reconocerla en las fotos de antes del tratamiento. Paciente tras paciente, fui testigo de personas que habían revertido enfermedades crónicas prolongadas que sólo empeoraron durante años.

Con muchos de los pacientes del doctor Narendra la medicina moderna había fracasado y probaron el Ayurveda como último recurso. Un caso fue muy sorprendente. Una mujer con artritis severa al punto de necesitar una silla de ruedas la mayor parte del tiempo, ahora informaba que incluso podía subir escaleras. Había hecho una enorme diferencia en su vida. Ella lloraba. Observé que tenía mucho sobrepeso. Le pregunté a Narendra qué indicación dietética había recibido.

—Ninguna —respondió—, sólo las hierbas.

—¿Por qué? —pregunté.

—Porque tiene poca fuerza de voluntad, y si yo le daba tanto las hierbas como instrucciones dietéticas, ella tampoco las habría seguido —explicó—. Tuve que elegir. Elegí las hierbas.

—¿Pero no es eso similar a los médicos que sólo dan una pastilla para una enfermedad? —pregunté.

—En absoluto —respondió Narendra—. Los medicamentos occidentales son magníficos y necesarios en algunos casos. Es bueno que los tengamos. Actúan principalmente excitando o inhibiendo en las células los receptores que a su vez activan o impiden que la célula funcione de cierta manera. Excitar o inhibir receptores es como resolver problemas matemáticos sumando o restando palitos; usar hierbas es como resolver álgebra con supercomputadoras cuánticas del futuro. El prana en las hierbas ayurvédicas puede afectar a los receptores y mucho más. Y no hablo del prana como una fuerza misteriosa que actúa como la oración. El prana puede afectar a las células al igual que una nota sonora sostenida de alta frecuencia puede romper cristales, o tal como los rayos X pueden dañar tus genes. Es como música para tus células. Y sus efectos van más allá de ellas. El prana de las hierbas puede cambiar tus emociones y pensamientos, reajustar tu intuición e incluso ayudar a tu alma en su viaje. Por eso es tan importante conservar esa frecuencia vibratoria; quieres que todo tu cuerpo escuche esa música. Tiene ser fuerte y afinada.

Ayur-Clean

Semana tras semana me sentaba asombrado junto al doctor Narendra. Era un hombre serio, pero cuando se reía, era como si saliera el sol. Un día chasqueó los dedos y un ejemplar de mi primer libro, *Clean*, le fue traído inmediatamente. Me miró y dijo:

—Lo leí. Es un libro de medicina ayurvédica.

—Es más un libro de medicina funcional —argumenté.

—Es lo mismo —dijo Narendra.

Luego explicó que la medicina funcional ya tiene muchos principios ayurvédicos, y que yo podía agregar más principios y hierbas para hacer que el programa de detoxificación fuera más profundo, más intenso e incluso más benéfico. Así nació El Método CLEAN7.

El doctor Narendra tenía un conocimiento increíble tanto de la medicina occidental como de la ayurvédica, y una capacidad única para explicar cómo eran similares en muchos sentidos. Tuvimos largas conversaciones acerca de los hepatocitos (las células hepáticas), las enzimas P450 (las principales enzimas de detoxificación), los nutrientes necesarios para apoyarlas, de que el prana desempeña un papel y que los doshas afectan todo. Era tan apasionado de la detoxificación como yo, y no sólo con respecto al cuerpo humano. Clavó en mi cerebro la idea de que si no hay una detoxificación planetaria a la par, no estamos ayudando al mundo en el largo plazo.

Misiones que resuenan, arriba y abajo

La limpieza y detoxificación me ayudó a resolver por completo mi depresión, alergias y síndrome del intestino irritable. Desde entonces, ha sido la herramienta más poderosa en la caja para mi práctica personal y médica. Convertí en mi misión difundir el mensaje e inspirar a más y más personas para beneficiarse de ella. Escribí el libro *Clean*, en el que presenté un programa de veintiún días con instrucciones para que cualquiera pudiera hacerlo preparando todas sus comidas, tanto líquidas como sólidas, a partir de alimentos integrales únicamente. También creé una compañía, CLEAN, que proporciona los batidos para las comidas líquidas y una combinación de suplementos que mejora el proceso de detoxificación para aquellos que no tienen tiempo o interés en preparar todo por su cuenta. Mi equipo y yo hemos transformado miles de vidas en todo el mundo al proporcionar estos instrumentos y un gran apoyo. Asociarme con ORGANIC INDIA le da una nueva dimensión a mi propósito original de limpiar a tantas personas como pueda.

Mi asociación con ORGANIC INDIA no es resultado de una decisión de negocios en la que calculé cómo ganar más dinero.

Es el matrimonio de dos compañías con misiones complementarias. CLEAN se' dedica a limpiar el cuerpo humano, y ORGANIC INDIA a limpiar el cuerpo planetario. Cuando te diga que uses hierbas en el programa, te he proporcionado los nombres genéricos. Estoy seguro de que hay otras compañías que también ofrecen hierbas ayurvédicas de calidad. Sólo sé que las de ORGANIC INDIA, que se cultivan y preparan según los hallazgos, el protocolo y los cuarenta años de experiencia del doctor Narendra son las mejores, y las he visto funcionar. No sólo eso, cada vez que usas estas hierbas, ayudas a convertir más tierra en agricultura regenerativa orgánica y apoyas a miles de agricultores y sus familias. De esta manera, estás ayudando a detoxificar y sanar el planeta.

Mencioné anteriormente que veo a los humanos como los glóbulos rojos del cuerpo planetario. Los glóbulos rojos tienen una función esencial para la vida: transportan oxígeno desde los pulmones a todas las células del cuerpo. Los humanos también tenemos una función: somos transformadores de energía. Obtenemos energía del oxígeno, los alimentos y las impresiones, y transformamos éstos en nuestra «experiencia». Si experimentamos paz, o amor, estamos cumpliendo nuestra función. Llevamos ese estado a todas partes, y así como los glóbulos rojos con el oxígeno, nosotros lo hacemos con el amor. Con quien entremos en contacto se beneficiará, y es esencial para la vida. Este estado también te alineará con la naturaleza en todos los sentidos, y cada vez te sentirás más parte de este ser mayor y comprenderás visceralmente que cuidar tu ambiente es tan importante como cuidar tu cuerpo. De hecho, son lo mismo.

7

¿Ahora qué?

¡**F**elicidades!

Lo hiciste. Estoy tan orgulloso de ti. ¿Cómo te sientes? Está bien disfrutar de la alegría y el orgullo que sientes después de decidirte a hacer algo grandioso por ti, y luego lograrlo. La mejor parte es que ahora eres toda una autoridad en lo que te hace sentir y verte bien. No es fácil lo que acabas de hacer, interrumpir hábitos profundamente arraigados que conforman la vida tal como la conoces. Cuestionar cualquier cosa es valiente, pero la índole misma de cómo actúas hora tras hora es heroica. Al interrumpir estos hábitos, también interrumpiste el bombardeo interno de químicos tóxicos en tu dieta así como en tu entorno, y apoyaste los procesos de detoxificación del cuerpo que reducen la sobrecarga acumulada en tu organismo. Hiciste esto siguiendo una dieta de eliminación, rica en los nutrientes necesarios para detoxificación, y agregaste la personalización ayurvédica de los doshas para optimizar su

aspecto energético. También ingresaste gradual e intermitentemente en el estado de ayuno, lo que facilita la detoxificación y
la reparación. Inundaste tu entorno interior con hierbas que te
beneficiaron de muchas maneras, incluidas proporcionar nutrientes, antioxidantes, antimicrobianos herbarios y prebióticos
selectivos que equilibran todos los sistemas de tu cuerpo gracias
a sus cualidades adaptógenas, pero no sólo eso. Tus genes reco-
nocieron las condiciones que creaste con el programa El Método
CLEAN7 y pasaron de dirigir tus sistemas neuroinmunoendo-
crinos para adaptarse al daño y sobrevivir, a actividades celu-
lares que resultan en sanación, reparación, vitalidad e incluso
rejuvenecimiento. Es posible que hayas perdido peso, pero lo
más probable es que hayas perdido volumen: la ropa te queda
mejor. Tu piel es más suave, con un color y brillo saludables. Tu
cabello es más brillante y suave y se está cayendo menos, o ha
dejado de hacerlo. La caspa (si la tenías) ha mejorado mucho o
se ha ido. Tu sueño es más profundo, tu estado de ánimo más
parejo y mejor, tu mente más aguda. Tu síntoma menor, como
comezón en la nariz, estornudos, dolores de cabeza, dolencias
y molestias, y tus problemas digestivos, han mejorado mucho.
Te llevas mejor con todos y te sientes bien. Acabas de darte una
ducha interior, de cuerpo y mente.

Ahora, por favor, no regreses al lodo.

Antes de decirte cómo aplicar todo lo que aprendiste esta
semana e integrarlo a un plan de salud para toda la vida, tengo
una confesión que hacer. Abandono mis propósitos todo el
tiempo. A veces lucho con la contradicción de saber que algo es
malo para mí, pero lo hago de todos modos. Aunque conozco
todas las herramientas que acabas de usar con tanto éxito,
como miles de personas más, no siempre cumplo lo que pre-
dico. La vida se interpone a veces en el camino. Recientemente

pasé por tiempos difíciles y eso me sacó de la ruta. La razón por la que encontré estas herramientas es porque las necesitaba, y todavía las necesito. Estoy agradecido de tenerlas. Me permiten, durante los malos momentos, no adentrarme demasiado en el agujero del conejo. También es cierto que los altibajos ocurren con menos frecuencia y son menos intensos a medida que pasa el tiempo, debido a estas herramientas y gracias a ellas. He diseñado El Método CLEAN7 como el máximo programa de reactivación y reajuste. Los resultados deben ser lo suficientemente potentes como para darte una idea de lo que es posible al hablar de tu salud. En el futuro, puedes extender el programa y usar siempre El Método CLEAN7 periódicamente, y esa es justo la orden médica que te ofrezco. Será como tomar duchas interiores a menudo, algo para salvar tu vida si es lo único que haces, y perfeccionará y optimizará cualquier otra cosa que pruebes después de esto. Entre duchas interiores, el programa El Método CLEAN7 se puede desagregar y usar sus componentes individualmente o en combinación como parte de tu propio sistema para diseñar un plan de salud para toda la vida.

Utilizando el programa El Método CLEAN7

Continúa

Es posible que te sientas tan bien que no quieras detenerte. Oigo eso todo el tiempo. De hecho, siempre espero escucharlo, porque es una gran oportunidad. Si siete días te hicieron sentir así, ¿qué será posible en catorce o veintiún días? Muchísimo. Ya tienes el impulso; ¿por qué no continuar? Ciertamente consolidará tus resultados y te llevará al siguiente nivel. Pero la mejor parte es que establecerá las condiciones necesarias para que hagas el ejercicio de reintroducción. Según qué tan *clean* estabas antes de comenzar, necesitas hacer El Método CLEAN7 durante al menos dos semanas (e idealmente tres, si sospechas que tus síntomas estaban relacionados con los alimentos) para que el proceso de reintroducción sea muy preciso. Después de eso, podrás reintroducir los alimentos que has estado evitando, uno por uno, observando cuidadosamente cómo reacciona tu cuerpo a cada cual. La información que reúnas será más confiable y útil que cualquier prueba de alergia alimentaria existente. Durante el programa El Método CLEAN7 has evitado ciertos alimentos (según la dieta de eliminación y tu dosha). Este es un componente muy importante de las razones por las que te sientes mejor. No sabes exactamente cuáles de todos los que eliminaste son los culpables que causaron un efecto negativo (un disparador tóxico, como una alergia o sensibilidad a los alimentos). A lo largo de siete días, tu cuerpo comenzó a revertir los efectos negativos de cualquier alimento que es para ti un disparador tóxico. Sin embargo, necesitas una semana más para equilibrar las cosas y llegar al punto en que reintroducir cada uno de los alimentos evitados de uno en uno identificará tus disparadores tóxicos, por lo que puedes planear evitarlos o decidir con qué frecuencia comerlos. Esto es increíblemente útil. La eliminación (durante al menos dos semanas) y la reintroducción controlada es la mejor y más precisa manera de determinar qué alimentos evitar (para instrucciones más detalladas sobre la forma correcta de completar la fase de reintroducción, visita www.cleanprogram.com/clean7). En mi experiencia, después de usar cientos de pruebas de laboratorio con pacientes, entiendo que son confusas en el mejor de los casos, y en el peor, que pueden impactar negativamente la vida de las personas. Miden inmunoglobulinas que corresponden a los antígenos de ciertos alimentos, pero ese no es el único mecanismo por el cual los alimentos pueden afectar negativamente al cuerpo. También hay a menudo falsos positivos, lo que significa que las inmunoglobulinas están allí pero no hay alergia real. La gente puede tener miedo de comer algo que en realidad no tienen que evitar. Además, las reacciones a los alimentos dependen de la salud de tus intestinos. Por ejemplo, puedes reaccionar muy negativamente a un alimento si tu flora intestinal no está saludable, y una vez que se normaliza, esa sensibilidad podría desaparecer. Es aconsejable hacer el ejercicio de eliminación/reintroducción (E/R) periódicamente. Con qué frecuencia, es difícil de decir. No es tanto una cuestión de tiempo, sino de cómo te sientes. Si tu salud cambia para mal, es momento de hacerlo. Cuando vuelvas a sentirte bien puedes hacerlo de nuevo, para reintroducir de manera segura los alimentos que has estado evitando mientras mejorabas. Con el tiempo, aprendes tanto acerca de tu cuerpo y cómo reacciona a los alimentos que la E/R se limita más y más a unas pocas cosas, y de todos modos podrás predecirlas correctamente la mayor parte del tiempo. Es como si una versión personalizada de este ejercicio se integrara a tus hábitos. Ten en cuenta que incluso si no sigues el protocolo de comidas líquidas-sólidas durante la próxima semana, y sólo cumples con las pautas dietéticas, el ejercicio E/R te dará beneficios. Si quieres profundizar, continúa por dos semanas más. En *Clean* proporciono un programa de veintiún días. En ese libro, explico por qué veintiún días es un umbral tan importante para lograr resultados duraderos. Hay muchas formas en que puedes hacer esto. Puedes repetir completo el programa El Método CLEAN7 de nuevo, o agregar un nivel de dificultad cada semana para llevar las cosas aún más lejos. Consulta este capítulo, donde encontrarás ejemplos de diferentes niveles de El Método CLEAN7, así como los principios que necesitas conocer para hacerlo más o menos estricto según dónde te encuentres. Otra opción es simplemente completar las siguientes dos semanas regresando al programa original.

Siempre me preguntan: «¿Cuánto tiempo es seguro hacer el programa continuamente?». Es más seguro estar en el protocolo de El Método CLEAN7 de por vida, que bajo la dieta y el horario estadounidenses convencionales.

Repite periódicamente

Usa el programa El Método CLEAN7 tal como te duchas, periódicamente y con la frecuencia que sea necesaria. Si no te ensucias entre duchas, necesitarás hacerlo con menos frecuencia. En promedio, una semana de El Método CLEAN7 cada cambio de estación es lo ideal. Pero tú decide. Prueba, juega con él. Tienes el resto de tu vida para aprender.

Construye tu propio nivel de dificultad

Diseña tu programa El Método CLEAN7 personalizado.

1. Imprime algunas copias de esta ilustración del programa.

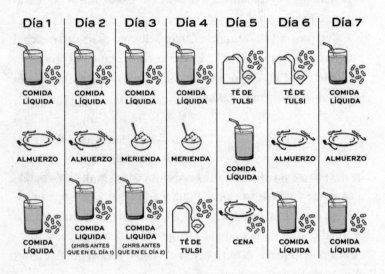

Día 1	Día 2	Día 3	Día 4	Día 5	Día 6	Día 7
COMIDA LÍQUIDA	COMIDA LÍQUIDA	COMIDA LÍQUIDA	COMIDA LÍQUIDA	TÉ DE TULSI	TÉ DE TULSI	COMIDA LÍQUIDA
ALMUERZO	ALMUERZO	MERIENDA	MERIENDA	COMIDA LÍQUIDA	ALMUERZO	ALMUERZO
COMIDA LÍQUIDA	COMIDA LIQUIDA (2HRS ANTES QUE EN EL DÍA 1)	COMIDA LIQUIDA (2HRS ANTES QUE EN EL DÍA 2)	TÉ DE TULSI	CENA	COMIDA LÍQUIDA	COMIDA LÍQUIDA

* La comida líquida puede consistir en una batida, un licuado o una sopa.

2. Corta por las líneas para quedar con unas tiras por cada día (unas tiras del día 1, otras del día 2, y así sucesivamente por cada uno).

3. Diseña tu propio programa utilizando estas tiras en cualquier combinación que tenga sentido para ti, y repite ciertos días. Por ejemplo, puedes repetir los días 4 y 5 si decides incluir dos ayunos de veinticuatro horas en tu semana. Al mirar la semana y pensarla en conjunto, teniendo en consideración los principios que has aprendido, puedes diseñar toda una gama de dificultades.

Desagregar El Método CLEAN7

El programa El Método CLEAN7 está diseñado para incluir muchos principios que se complementan entre sí, pero también pueden usarse individualmente.

La dieta de El Método CLEAN7

La dieta de El Método CLEAN7 es la personalización de la dieta de eliminación (DE) según tu dosha individual. El beneficio de combinar estas dos formas de consejo dietético es específico para favorecer un programa de detoxificación. Cuando no sea para detoxificar, es mejor usarlas por separado. Según el sistema de dosha por sí solo, hay alimentos que se estimula comer que, cuando se combinan con la DE, se contraponen. Los lácteos son uno de los principales a evitar en la DE, pero se consideran benéficos para ciertos doshas. Tu dieta de El Método CLEAN7 simplemente refleja la lista de alimentos a evitar según la dieta de eliminación *más* la lista de alimentos a evitar según tu dosha. Si decides explorar el enfoque nutricional ayurvédico completo, sería ideal tener una consulta con un practicante ayurvédico o visitar www.cleanprogram.com/clean7 para obtener más información sobre cómo utilizar este increíble sistema para mantenerte vibrantemente saludable.

Mientras tanto, repite el cuestionario eligiendo tus respuestas conforme a cómo te sientes hoy, y averigua si tu vikriti inicial ha cambiado. Si no, puedes continuar con la pauta correspondiente. Si tu vikriti cambió, puede ser hora de volver a seguir la pauta general para tu dosha primordial (prakriti).

Las
herramientas
de
El Método
CLEAN7

Las herramientas de
El Método CLEAN7

Tu planificador de El Método CLEAN7

No hay una única forma de organizar y completar El Método CLEAN7. Si planificar no es lo tuyo, quizá prefieras simplemente mirar las recetas día a día. Te aconsejo que tengas a la mano todos los ingredientes que necesitarás para la semana. (Consulta en las páginas 228–318 las recetas para los tres doshas). Quienes prefieran una mayor estructura se beneficiarán de trazar un plan por adelantado utilizando el siguiente formato. Puedes descargar una copia de este planificador en www.cleanprogram.com/clean7 (en inglés). Planificar no sólo te ahorrará tiempo, sino que también puede ayudarte a mantener la concentración y a hacerte responsable de tus acciones. Como sea que decidas continuar, lee primero el material de esta sección. Te guiará a lo largo del programa El Método CLEAN7.

Esto es lo que sugiero: elige las recetas adecuadas para tu dosha durante la semana, siendo realista pero arriesgándote lo más posible. Haz una lista de los ingredientes que necesitarás, incluidas las hierbas y los suplementos. Incluso si no te atienes al plan exacto de recetas, tendrás provisiones suficientes para una variedad de comidas de El Método CLEAN7. Completa el planificador y anota como recordatorio los suplementos y hierbas que utilizarás. Indica también cualquier práctica opcional que desees incluir, como un masaje, clases de yoga, una sauna o una irrigación de colon fuera del hogar. Anota recordatorios de cosas que podrías olvidar, como darte tiempo para escribir tus pensamientos o meditar. Pega tu planificador en el refrigerador o en algún lugar donde lo veas a diario.

DÍA 1

Batido: _____

_____

Almuerzo: _____

_____

Batido: _____

_____

Hierbas: _____

_____

Citas: _____

_____

Lista de verificación:

❑ Agua filtrada   ❑ Cepillado de piel

❑ Dormir/descansar   ❑ Zambullida caliente/fría

❑ Meditación de 5 minutos   ❑ Enema/irrigación

❑ Respiración consciente   ❑ Masaje/acupuntura

❑ Diario   ❑ Sauna/vapor

❑ Ejercicio/movimiento

Recordatorios: _____

_____

DÍA 2

Batido: _____

_____

Almuerzo: _____

_____

Batido: _____

_____

Hierbas: _____

_____

Citas: _____

_____

Lista de verificación:

❏ Agua filtrada

❏ Dormir/descansar

❏ Meditación de 5 minutos

❏ Respiración consciente

❏ Diario

❏ Ejercicio/movimiento

❏ Cepillado de piel

❏ Zambullida caliente/fría

❏ Enema/irrigación

❏ Masaje/acupuntura

❏ Sauna/vapor

Recordatorios: _____

_____

DÍA 3

Batido: _____

_____

Refrigerio: _____

_____

Batido: _____

_____

Hierbas: _____

_____

Citas: _____

_____

Lista de verificación:

❑ Agua filtrada   ❑ Cepillado de piel

❑ Dormir/descansar   ❑ Zambullida caliente/fría

❑ Meditación de 5 minutos   ❑ Enema/irrigación

❑ Respiración consciente   ❑ Masaje/acupuntura

❑ Diario   ❑ Sauna/vapor

❑ Ejercicio/movimiento

Recordatorios: _____

_____

DÍA 4

Batido: _____

_____

Almuerzo: _____

_____

Té de tulsi: _____

_____

Hierbas: _____

_____

Citas: _____

_____

Lista de verificación:

❑ Agua filtrada
❑ Dormir/descansar
❑ Meditación de 5 minutos
❑ Respiración consciente
❑ Diario
❑ Ejercicio/movimiento

❑ Cepillado de piel
❑ Zambullida caliente/fría
❑ Enema/irrigación
❑ Masaje/acupuntura
❑ Sauna/vapor

Recordatorios: _____

_____

DÍA 5

Té de tulsi: _____

_____

Batido: _____

_____

Cena: _____

_____

Hierbas: _____

_____

Citas: _____

_____

Lista de verificación:

- ❏ Agua filtrada
- ❏ Dormir/descansar
- ❏ Meditación de 5 minutos
- ❏ Respiración consciente
- ❏ Diario
- ❏ Ejercicio/movimiento

- ❏ Cepillado de piel
- ❏ Zambullida caliente/fría
- ❏ Enema/irrigación
- ❏ Masaje/acupuntura
- ❏ Sauna/vapor

Recordatorios: _____

_____

DÍA 6

Té de tulsi: _____

_____

Almuerzo: _____

_____

Batido: _____

_____

Hierbas: _____

_____

Citas: _____

_____

Lista de verificación:

❏ Agua filtrada

❏ Dormir/descansar

❏ Meditación de 5 minutos

❏ Respiración consciente

❏ Diario

❏ Ejercicio/movimiento

❏ Cepillado de piel

❏ Zambullida caliente/fría

❏ Enema/irrigación

❏ Masaje/acupuntura

❏ Sauna/vapor

Recordatorios: _____

_____

DÍA 7

Batido: _____

_____

Almuerzo: _____

_____

Batido: _____

_____

Hierbas: _____

_____

Citas: _____

_____

Lista de verificación:

❏ Agua filtrada   ❏ Cepillado de piel

❏ Dormir/descansar   ❏ Zambullida caliente/fría

❏ Meditación de 5 minutos   ❏ Enema/irrigación

❏ Respiración consciente   ❏ Masaje/acupuntura

❏ Diario   ❏ Sauna/vapor

❏ Ejercicio/movimiento

Recordatorios: _____

_____

La dieta de El Método CLEAN7, o más específicamente cada una de las tres dietas, se compone de los alimentos aceptables en la dieta de eliminación (arriba) más los alimentos recomendados para cada dosha. Los siguientes son los alimentos que debes evitar y disfrutar según tu dosha. A partir de la página 186 encontrarás listas de los alimentos recomendados y a evitar que integran la dieta de eliminación con cada uno de los tres doshas. Pero primero necesitas descubrir tu dosha, respondiendo las preguntas en el siguiente cuestionario.

LA DIETA DE EL MÉTODO CLEAN7:
LA LISTA COMPLETA

Alimentos para disfrutar

Frutas y vegetales	Frutas enteras frescas o congeladas sin endulzar, vegetales marinos (algas), aguacates, aceitunas, tubérculos (camotes, ñames) y vegetales crudos, al vapor, salteados, en jugo o asados
Sustitutos lácteos	Leches de cáñamo y nueces (como almendra, avellana, de Castilla, etc.), leche de coco, aceite/crema de coco
Granos con almidón y sin gluten	Arroz integral, rojo, negro y salvaje, mijo, amaranto, teff, tapioca (incluida la yuca), trigo sarraceno, quinoa
Proteína animal	Pescado de agua fría fresco o empacado con agua (trucha, salmón, halibut, atún, macarela, sardinas, lucio, arenques), caza silvestre (conejo, faisán, bisonte, venado, alce, etc.), cordero, pato, pollo orgánico, pavo, colágeno, caldo de huesos
Proteína vegetal	Arvejas, lentejas, legumbres, polen de abeja, espirulina, algas verdeazuladas
Nueces y semillas	Semillas de cáñamo, chía, linaza, ajonjolí, calabaza y girasol, avellanas, almendras, nueces pacanas y de Castilla, semillas de marañón o nueces de la India, macadamia, pistaches, nueces de Brasil, cremas de nueces y semillas, como almendras o tahini
Aceites	Oliva prensado en frío, coco, linaza, cártamo, ajonjolí, almendra, girasol, nuez de Castilla, calabaza, aguacate
Bebidas	Agua filtrada, té verde, blanco o de hierbas, agua gasificada sin sabor o agua mineral, yerba mate, agua de coco, jugo verde
Edulcorantes	Stevia, extracto de fruta del monje, azúcar/néctar de coco, xilitol, fruta entera/fresca
Condimentos	Vinagre, todas las especias, todas las hierbas, sal del Himalaya o de mar, pimienta negra, algarrobo o mezquite, chocolate puro o amargo (sin lácteos y sin azúcar), mostaza molida, miso, aminoácidos líquidos de coco, tamari sin trigo y salsa de soya, mermelada de fruta entera sin azúcar

Con moderación:
cayena en polvo, kombucha, frutos secos y refrigerios.

Alimentos a evitar

Naranjas, toronjas, plátanos, fresas, uvas/pasas, maíz, verduras con crema, solanáceas (bayas de goji, tomates, pimientos, berenjenas, papas regulares)

Lácteos y huevos, incluidos leche, queso, requesón, crema, yogur, mantequilla, helado, cremas no lácteas, mantequilla clarificada, leche de soya

Arroz blanco, trigo, maíz, cebada, espelta, kamut, centeno, triticale, avena (incluso sin gluten)

Carne de cerdo (tocino), carne de res, ternera, salchichas, embutidos, carnes enlatadas, salchichas (*hot dogs*), mariscos, cualquier carne cruda, pescado crudo, sushi, pescado de aguas cálidas

Productos de soya (tofu, salsa de soya, aceite de soya en alimentos procesados)

Cacahuates y crema de cacahuate

Mantequilla, margarina, manteca, aceites procesados, aceite de canola, aderezos para ensaladas, mayonesa, productos para untar

Alcohol, café (incluido el descafeinado), bebidas con cafeína no aprobadas, refrescos, jugos de frutas (a no ser que estén recién extraídos)

Azúcar refinada, azúcares blancas/cafés, jarabe de maple, jarabe de maíz alto en fructosa, jugo de caña evaporado, Splenda®, Equal®, Sweet'N Low®, concentrado de jugo, néctar de agave, jarabe de arroz integral, miel

Chocolate normal (con lácteos y azúcar), kétchup, salsa picante, salsas picadas o molidas, chutney, salsa de soya tradicional, salsa barbecue, salsa teriyaki, mentas para el aliento, goma de mascar

Es importante verificar las etiquetas y los ingredientes de los alimentos. Consume alimentados con pasto, orgánicos o de libre pastoreo cuando sea posible.

CUESTIONARIO: DESCUBRE TU DOSHA

Para determinar tu constitución, es mejor llenar el formato dos veces. Primero, basa tus marcas en lo que sea más consistente durante un largo periodo de tu vida (tu prakriti), luego complétalo por segunda vez respondiendo a cómo te has sentido más recientemente (tu vikriti). A veces es útil que un amigo te haga las preguntas y lo llene por ti, ya que pueden aportar cierto conocimiento (e imparcialidad). Después de terminar el cuadro en cada ocasión, suma el número de marcas debajo de vata, pitta y kapha.

OBSERVACIONES	V	P	K	VATA
Tamaño del cuerpo	☐	☐	☐	Delgado
Peso corporal	☐	☐	☐	Bajo
Mentón	☐	☐	☐	Delgado, anguloso
Mejillas	☐	☐	☐	Arrugadas, hundidas
Ojos	☐	☐	☐	Pequeños, hundidos, secos, activos, negros, cafés, nerviosos
Nariz	☐	☐	☐	Forma desigual, tabique desviado
Labios	☐	☐	☐	Secos, agrietados, tinte negro/café
Dientes	☐	☐	☐	Sobresalientes, encías grandes, espaciosas y delgadas
Piel	☐	☐	☐	Delgada, seca, fría, áspera, oscura
Cabello	☐	☐	☐	Castaño seco, negro, enredado, quebradizo, escaso
Uñas	☐	☐	☐	Secas, ásperas, quebradizas, se rompen fácilmente
Cuello	☐	☐	☐	Delgado, largo
Pecho	☐	☐	☐	Plano, hundido
Vientre	☐	☐	☐	Delgado, plano, hundido
Ombligo	☐	☐	☐	Pequeño, irregular, herniado
Caderas	☐	☐	☐	Delgadas, lisas
Articulaciones	☐	☐	☐	Frías, crujientes
Apetito	☐	☐	☐	Irregular, escaso
Digestión	☐	☐	☐	Irregular, forma gases
Gusto	☐	☐	☐	Dulce, agrio, salado
Sed	☐	☐	☐	Variable
Eliminación	☐	☐	☐	Estreñimiento
Actividad física	☐	☐	☐	Hiperactiva
Actividad mental	☐	☐	☐	Hiperactiva
Emociones	☐	☐	☐	Ansiedad, miedo, incertidumbre
Fe	☐	☐	☐	Variable
Intelecto	☐	☐	☐	Respuesta rápida pero defectuosa
Recuerdo	☐	☐	☐	Reciente bueno, de largo plazo deficiente
Sueños	☐	☐	☐	Rápidos, activos, muchos, temerosos
Dormir	☐	☐	☐	Escaso, interrumpido, insomnio
Discurso	☐	☐	☐	Rápido, poco claro
Finanzas	☐	☐	☐	Pobres, gasta en bagatelas

TOTAL

Esto te ayudará a descubrir tu propia proporción de doshas en tu prakriti y vikriti.

La mayoría de las personas tendrán un dosha predominante, unas cuantas tendrán dos doshas aproximadamente iguales, y menos aún tendrán los tres doshas en igual proporción.

Por ejemplo, si tu vikriti muestra más pitta que tu prakriti, querrás seguir un régimen calmante de pitta para intentar equilibrar tu vikriti con tu prakriti. Si tu prakriti y vikriti parecen más o menos iguales, entonces elige el régimen para tu dosha más fuerte.

PITTA	KAPHA
Mediano	Grande
Medio	Con sobrepeso
Puntiagudo	Redondeado, doble
Lisas planas	Redondeadas, regordetas
Agudos, brillantes, grises, verdes, amarillo/rojo, sensibles a la luz	Grandes, hermosos, azules, tranquilos, amorosos
Larga respingada, punta de la nariz roja	Redondeada corta, nariz de botón
Rojos, inflamados, amarillento	Lisos, untuosos, pálidos, blanquecinos
Encías medianas, suaves, delicadas	Encías sanas, blancas y fuertes
Suave, aceitosa, cálida, rosada	Gruesa, aceitosa, fría, blanca, pálida
Lacio, aceitoso, rubio, gris, rojo, calvo	Grueso, rizado, aceitoso, ondulado, exuberante
Afiladas, flexible, rosadas, brillantes	Gruesas, aceitosas, lisas, pulidas
Mediano	Grande, con pliegues
Moderado	Expandido, redondeado
Moderado	Grande, redondo
Ovalado, poco profundo	Grande, profundo, redondo, estirado
Moderadas	Sólidas, grandes
Moderadas	Grandes, lubricadas
Fuerte, insoportable	Lento pero constante
Rápida, causa ardor	Prolongada, forma mucosa
Dulce, amargo, ácido	Amargo, picante, ácido
Excesiva	Escasa
Suelta	Espesa, aceitosa, lenta
Moderada	Lenta
Moderada	Aburrida, lenta
Ira, odio, celos	Calma, avaricia, apego
Extremista	Consistente
Respuesta precisa	Lento, exacto
Nítido	Lento y sostenido
Ardientes, guerra, violencia	Lagos, nieve, románticos
Poco pero bueno	Profundo, prolongado
Afilado, penetrante	Lento, monótono
Gasta dinero en lujos	Rico, buen conservador del dinero

© 1994, 2019 Tomado de *Ayurvedic Cooking for Self-Healing* de Usha Lad y el Dr. Lad.
The Ayurvedic Institute • 11311 Menaul Blvd NE •
Albuquerque, NM 87112-0008 • (505) 291-9698 • www.ayurveda.com

LISTAS DE ALIMENTOS PARA LOS TRES DOSHAS

Las siguientes listas de alimentos para cada uno de los tres doshas aclaran qué alimentos debes comer, cuáles debes evitar y cuáles deben consumirse con moderación. Las recetas que comienzan en la página 217, organizadas por dosha, cumplen con estas pautas. Las listas también pueden guiarte para elaborar tus propias recetas específicas para tu dosha y para hacer la compra para tu semana en El Método CLEAN7. Las listas de alimentos a evitar y para disfrutar

TABLA 1:
ALIMENTOS VATA DOSHA PARA DISFRUTAR Y ALIMENTOS A EVITAR

En general, consume comidas calientes, húmedas y cocidas, preparadas al vapor, salteadas y asadas. Las verduras cocidas son las

Alimentos para disfrutar

La mayoría de las frutas dulces, como las manzanas (cocidas), los albaricoques, cerezas, limón amarillo y verde, mangos, papayas, duraznos; también aguacate y ruibarbo

La mayoría de las verduras, excepto las mencionadas en la página 187; en general, la mayor parte de las verduras deben cocerse; col, coliflor, cebolla, chícharos y rábanos cocidos; el rábano blanco crudo, la lechuga, la espinaca, el perejil y la mayoría de los vegetales de hoja verde deben consumirse con moderación, así como los chiles y las hojas de cilantro

Quinoa, basmati y otros tipos de arroz, amaranto*

Frijol mungo verde y amarillo

La mayoría de los productos lácteos (consulta la página 186 para más detalles)

Pollo (carne oscura) y pavo (carne oscura) de libre pastoreo; carne de res, bisonte, pato, huevos

Peces de agua dulce y oceánicos, incluidos los camarones

Todas las nueces, semillas de calabaza y girasol y la mayoría de las demás se basan (y se utilizan con permiso) en una lista más completa, realizada por The Ayurvedic Institute, con sede en Santa Fe, Nuevo México (www.ayurveda.com). Comprende que debido a que el Ayurveda es un programa muy antiguo, de una fuente a otra existe una amplia variación. Si compras un libro de cocina ayurvédica o visitas otro sitio web, puedes encontrar indicaciones algo diferentes para cada dosha.

---

mejores. Minimiza la ingesta de todas las verduras crudas, así como la col y los germinados cocidos y crudos. Cocina con aceite de oliva —intenta consumir una cucharada de aceite de oliva extra virgen cada día—, de ajonjolí y la mayoría de los demás aceites. Todas las especias están bien, pero utiliza la pimienta negra, la cayena y el fenogreco con moderación.

Alimentos a evitar

Pasas, dátiles secos y la mayoría de los demás frutos secos y manzanas crudas; también arándanos, peras, pérsimos, granada y sandía

Verduras crudas como cebolla, col, rábano, chícharos y coliflor

Trigo sarraceno

Frijoles, frijol adzuki, lentejas cafés, y la mayoría de las demás legumbres

Pavo (carne blanca), cordero, cerdo, conejo, venado

Chocolate, rábano picante

Semillas de psyllium

Los alimentos con un asterisco (*) se deben comer sólo con moderación.

TABLA 2:
ALIMENTOS PITTA DOSHA PARA DISFRUTAR Y ALIMENTOS A EVITAR

Alimentos para disfrutar

Aguacates y frutas dulces como cerezas, melones, coco, granada, mango, frutas del bosque dulces, y piña y ciruelas completamente maduras; también limón verde*

Verduras dulces y amargas como espárragos, pepino, camote, lechuga y otros vegetales de hoja verde, calabaza, brócoli, coliflor, apio, quimbombó, ejotes y calabacita; también berros* y zanahorias crudas*

Amaranto, quinoa y arroz basmati, blanco y salvaje

Todas las legumbres excepto chícharo gandul y lentejas negras

Peces de agua dulce, camarones*

Pollo y pavo de carne blanca, bisonte, venado, conejo, claras de huevo

Almendras remojadas, coco

Aceite de girasol, mantequilla clarificada, aceites de canola, coco y oliva, soya, linaza, onagra, nuez, aceites de almendras

Semillas de linaza, psyllium, calabaza,* y de girasol

En general, evita los alimentos muy picantes, salados y aceitosos, y utiliza especias como fenogreco, cardamomo y cilantro. Usa la pimienta negra y los chiles con moderación. Lo mejor es cocinar con aceites de oliva o de semilla de girasol. También puedes usar aceite de nuez para aderezar verduras.

Alimentos a evitar

Frutas agrias, como manzanas o albaricoques agrios, arándanos, kiwi, mangos verdes, limón verde, ruibarbo y tamarindo

Verduras picantes como chiles, betabel, cebolla, ajo, rábanos y espinacas crudas

Trigo sarraceno y mijo

Carne oscura de pollo y pavo, cordero, pescados del mar

Chiles, chocolate, rábano picante, limón amarillo, vinagre, pepinillos encurtidos, alimentos y condimentos excesivamente salados o picantes

Almendras (con piel), nueces negras, nueces de Brasil, semillas de marañón o nueces de la India, avellanas europeas, avellanas, macadamias

Nueces pacanas, piñones, pistaches y nueces de Castilla

Chía y semillas de ajonjolí, tahini

Los alimentos con un asterisco (*) se deben comer sólo con moderación.

TABLA 3:
ALIMENTOS KAPHA DOSHA PARA
DISFRUTAR Y ALIMENTOS A EVITAR

En general, consume alimentos tibios y poco cocidos, preferiblemente horneados, asados, a la parrilla o salteados, y muchas verduras y frutas

Alimentos para disfrutar

La mayoría de las frutas ácidas como manzanas, albaricoques, frutas del bosque, cerezas, arándanos, higos secos, uvas,* limón amarillo* y verde,* duraznos,* peras, pérsimo, granada y pasas

La mayoría de las verduras picantes y amargas, como alcachofas, espárragos, betabel y sus hojas, brócoli, coles de Bruselas, col, zanahorias, coliflor, apio, daikon, hinojo, ajo, ejotes, chiles verdes, rábano picante, alcachofa de Jerusalén, col rizada, colinabo, vegetales de hoja verde, hojas de mostaza, quimbombó, cebollas, perejil, chícharos, pimientos dulces y chiles, rábanos, calabaza de espagueti,* espinaca, calabaza pipiana, nabos y sus hojas, y berros

Amaranto, cebada, trigo sarraceno, cereal en hojuelas, maíz, cuscús, mijo, avena, quinoa, centeno, arroz basmati y salvaje, trigo, espelta*

Casi todas las legumbres, incluido el frijol mungo verde* y amarillo,* soya, tofu caliente*

Suero de mantequilla,* requesón de leche descremada de cabra, mantequilla clarificada,* queso de cabra (sin sal y sin envejecimiento), leche de cabra, yogur descremado de leche de cabra (diluido)

Aceites de maíz, canola, girasol y almendra; mantequilla clarificada

Pollo y pavo de carne blanca, conejo, venado, pescado de agua dulce, camarones, huevos

Chía, linaza, semillas de calabaza* y girasol; palomitas de maíz (sin mantequilla ni sal)

crudas. Prefiere alimentos calientes a los fríos siempre que sea posible. Evita las comidas pesadas y haz tu comida principal a mitad del día. Disminuye la ingesta de todas las nueces y semillas. Cocina sólo con aceite de semilla de girasol. La fruta generalmente debe ser ácida en lugar de agria o dulce. Las especias preferidas son fenogreco, jengibre y pimienta negra.

Alimentos a evitar

Aguacate, plátanos, coco, dátiles, higos frescos, toronja, kiwi, mangos (está bien muy de cuando en cuando), melones, naranjas, papaya, piña, ciruelas, ruibarbo, tamarindo y sandía

Verduras dulces y jugosas como pepino, aceitunas, chirivías, camote, calabaza, cormo de taro, calabacita y otras calabazas verdes

Arroz integral y blanco, galletas de arroz, trigo, pan, avena, pasta (está bien muy rara vez)

Frijoles, lentejas negras, frijoles de soya y productos de soya, miso, tofu frío

Carne oscura de pollo o pavo, pato; carne de res, bisonte, cordero, cerdo

Todo el pescado de mar, salmón, sardinas, atún y otros mariscos

Mantequilla, queso, leche de vaca, helado, crema ácida, yogur

Chocolate, sal, azúcar, tamari, vinagre

Todas las nueces y semillas de ajonjolí, tahini

Los alimentos con un asterisco (*) se deben comer sólo con moderación.

TABLA 4:
DIETA COMBINADA DE ELIMINACIÓN Y ALIMENTOS VATA DOSHA PARA DISFRUTAR Y ALIMENTOS A EVITAR

Alimentos para disfrutar

Verduras	En general, la mayoría de las verduras deben cocerse (al vapor, salteadas o asadas), incluidos los espárragos, betabel, col,* zanahorias, coliflor,* cilantro, pepino, rábano daikon,* hinojo, ajo, ejotes, alcachofa de Jerusalén,* puerros, lechuga, hojas de mostaza,* quimbombó, aceitunas negras, cebolla,* perejil,* chirivía, chícharos, camotes y ñames, calabaza, rábanos (cocidos),* colinabo, calabaza de espagueti,* espinacas,* germinados,* calabazas verdes, cormo de taro, hojas de nabo,* berros y calabacita; vegetales verdes crudos como lechuga,* berros, espinacas* y perejil
Frutas	En general, la mayoría de las frutas dulces, incluidas las manzanas cocidas, albaricoques, aguacate, la mayoría de las frutas del bosque pero no las fresas, cerezas dulces, coco, dátiles frescos, higos frescos, kiwi, limón amarillo y verde, mangos, melones, papaya, duraznos, piña, ciruelas, ciruelas pasas remojadas,* ruibarbo y tamarindo; jugo recién extraído de frutas aceptables
Lácteos y huevos	Bebidas de «leche» de cáñamo, arroz y nueces, tales como almendras, coco, avellanas, nueces de Castilla y semillas de marañón o nueces de la India; leche de coco enlatada sin azúcar
Granos	Amaranto, arroz integral, rojo, negro, basmati y salvaje,* teff y quinoa
Proteína animal	Pescados de agua fría frescos o empacados en agua, como halibut, arenque, macarela, lucio, sardinas, salmón, trucha y atún; pato, pollo blanco* y de carne oscura, y pavo de carne oscura
Proteína vegetal	Garbanzos,* frijol mungo verde y amarillo, chícharo gandul, lentejas negras

Todos los alimentos enumerados son adecuados tanto para la dieta de eliminación como para vata dosha.

Nueces y semillas	Nueces negras,* nueces de Brasil,* semillas de marañón o nueces de la India,* coco,* avellanas europeas,* avellanas,* nueces de macadamia,* nueces pacanas,* piñones,* pistaches,* y nueces de Castilla;* semillas de chía, cáñamo, linaza, calabaza, ajonjolí y girasol, crema de almendras y tahini
Aceites	Aceite de oliva extra virgen prensado en frío (para aderezar verduras); aceites de almendras, aguacate, coco, ajonjolí, almendras, nuez de Castilla y calabaza
Bebidas	Agua filtrada, destilada o mineral; tés de hierbas descafeinados y tulsi, yerba mate, tés verde, blanco y rojo; leche de almendras, leche de coco, leche de arroz; jugo de aloe vera,* sidra de manzana, jugo recién extraído (no de concentrado) tal como de albaricoque, algunas frutas del bosque (excepto la fresa), zanahoria,* mango, papaya y de piña (pero no de arándano, cereza, uva, toronja, naranja u otros jugos cítricos), sopa miso sin soya*
Edulcorantes	Stevia
Condimentos	Vinagre, tamari sin trigo, miso sin soya y aminoácidos líquidos de coco, limón amarillo y verde; todas las especias (excepto cayena, pimentón y chile en polvo o hojuelas de chile), incluidas canela, comino, jengibre, sal rosa del Himalaya y sal de mar, y pimienta negra;* todas las hierbas, incluidas eneldo, orégano, perejil, romero, estragón, tomillo y cúrcuma; ajo, cebolla cocida* y cebollín; algas marinas: kelp, dulse , gomashio, hijiki y kombu, mostaza molida en piedra sin endulzar, agar-agar (como agente espesante), bicarbonato de sodio

Los alimentos con un asterisco (*) se deben comer sólo con moderación.

Alimentos a evitar

Verduras	En general, las verduras congeladas, crudas o secas; maíz dulce, verduras con crema, verduras congeladas en salsas y verduras fritas, verduras de la familia de las solanáceas: tomates, bayas de goji, pimientos dulces y chiles, berenjenas, quimbombó, tomatillos y papas blancas «regulares» (no dulces); alcachofa, hojas de betabel,* melón amargo, brócoli, coles de Bruselas, raíz de bardana o lampazo, col cruda, coliflor cruda, apio, hojas de diente de león, col rizada, colinabo, champiñones, aceitunas verdes, cebollas crudas, chícharos crudos, nopal, rábano crudo, calabaza pipiana, nabos
Frutas	Manzanas crudas, plátanos, cerezas, arándanos, toronja, uvas, naranjas, jugo de naranja (y otros jugos cítricos), peras, pérsimos, granadas, fresas, y sandía; frutas enlatadas en almíbar y frutas congeladas endulzadas; dátiles secos, higos secos, pasas y ciruelas pasas
Lácteos y huevos	Todos los productos lácteos de vaca, cabra y oveja, incluidos leche, crema, mantequilla, queso, yogur, suero de leche, mantequilla clarificada y helado; leche de vaca en polvo y leche de cabra en polvo; huevos y claras de huevo envasadas, sustitutos de mantequilla (margarina) y mayonesa
Granos	Arroz blanco, galletas de arroz integral,* trigo, pan hecho con levadura, kamut, espelta, triticale, salvado de trigo, salvado de avena y pasta; cebada, trigo sarraceno, maíz, avena, centeno, cuscús y polenta; galletas saladas, cereales secos para el desayuno, granola, muesli, mijo, sagú, tapioca
Proteína animal	Cualquier carne cruda; cualquier carne cocida de res, cordero, cerdo (incluido tocino), conejo, ternera, venado; también salchichas, embutidos, carnes enlatadas y salchichas (*hot dogs*), pavo de carne blanca; mariscos, crudos o cocidos, incluidos camarones, langosta, ostras y almejas; cualquier pescado crudo (sushi), pescado criado en granja, y peces de agua tibia como la tilapia

Todos los alimentos enumerados están excluidos de la dieta de eliminación o de vata dosha o de ambos.

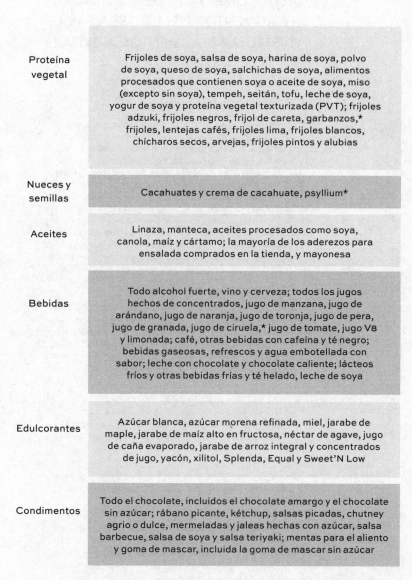

Proteína vegetal	Frijoles de soya, salsa de soya, harina de soya, polvo de soya, queso de soya, salchichas de soya, alimentos procesados que contienen soya o aceite de soya, miso (excepto sin soya), tempeh, seitán, tofu, leche de soya, yogur de soya y proteína vegetal texturizada (PVT); frijoles adzuki, frijoles negros, frijol de careta, garbanzos,* frijoles, lentejas cafés, frijoles lima, frijoles blancos, chícharos secos, arvejas, frijoles pintos y alubias
Nueces y semillas	Cacahuates y crema de cacahuate, psyllium*
Aceites	Linaza, manteca, aceites procesados como soya, canola, maíz y cártamo; la mayoría de los aderezos para ensalada comprados en la tienda, y mayonesa
Bebidas	Todo alcohol fuerte, vino y cerveza; todos los jugos hechos de concentrados, jugo de manzana, jugo de arándano, jugo de naranja, jugo de toronja, jugo de pera, jugo de granada, jugo de ciruela,* jugo de tomate, jugo V8 y limonada; café, otras bebidas con cafeína y té negro; bebidas gaseosas, refrescos y agua embotellada con sabor; leche con chocolate y chocolate caliente; lácteos fríos y otras bebidas frías y té helado, leche de soya
Edulcorantes	Azúcar blanca, azúcar morena refinada, miel, jarabe de maple, jarabe de maíz alto en fructosa, néctar de agave, jugo de caña evaporado, jarabe de arroz integral y concentrados de jugo, yacón, xilitol, Splenda, Equal y Sweet'N Low
Condimentos	Todo el chocolate, incluidos el chocolate amargo y el chocolate sin azúcar; rábano picante, kétchup, salsas picadas, chutney agrio o dulce, mermeladas y jaleas hechas con azúcar, salsa barbecue, salsa de soya y salsa teriyaki; mentas para el aliento y goma de mascar, incluida la goma de mascar sin azúcar

Los alimentos con un asterisco (*) se deben comer sólo en raras ocasiones.

TABLA 5:
DIETA COMBINADA DE ELIMINACIÓN Y ALIMENTOS PITTA DOSHA PARA DISFRUTAR Y ALIMENTOS A EVITAR

Alimentos para disfrutar

Verduras	Verduras crudas, al vapor, salteadas, en jugo o asadas, incluidas verduras dulces y amargas como alcachofas, espárragos, betabel cocido, melón amargo, brócoli, coles de Bruselas, col, zanahorias cocidas, zanahorias crudas,* coliflor, apio, cilantro, pepino, hojas de diente de león, hinojo, ejotes, alcachofa de Jerusalén, col rizada, vegetales de hoja verde, puerros cocidos, lechuga, champiñones, aceitunas negras, cebollas crudas,* cebollas cocidas, perejil, chirivías, chícharos, camotes, nopal, calabaza, rábanos crudos* y cocidos, colinabo, calabaza de espagueti, calabaza pipiana y verde, germinados suaves, germinados picantes, cormo de taro, berros* y calabacita
Frutas	La mayoría de las frutas frescas sin azúcar, incluidas manzanas dulces, albaricoques dulces, aguacate, todas las frutas del bosque (excepto fresas), cerezas dulces, coco, dátiles, higos, limón verde,* melones, papaya,* peras, piña madura, ciruelas dulces, granada,* ciruelas pasas y sandía; jugo recién extraído; fruta seca con moderación
Sustitutos lácteos	Bebidas de «leche» de cáñamo, arroz y nueces, como almendras y coco; leche de coco enlatada sin azúcar; aceite de coco, crema de coco
Granos	Arroz basmati, arroz integral,* arroz salvaje y galletas de arroz integral, amaranto, quinoa, tapioca y teff
Proteína animal	Pescado de agua dulce y fría empacados en agua, como trucha y salmón; conejo, faisán, venado, alce y otros animales de caza; pollo y pavo de carne blanca

Todos los alimentos enumerados son adecuados tanto para la dieta de eliminación como para pitta dosha.

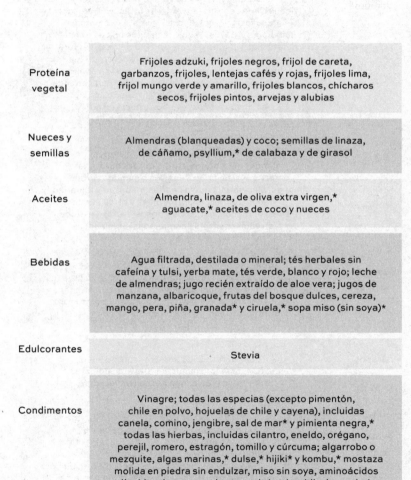

Proteína vegetal	Frijoles adzuki, frijoles negros, frijol de careta, garbanzos, frijoles, lentejas cafés y rojas, frijoles lima, frijol mungo verde y amarillo, frijoles blancos, chícharos secos, frijoles pintos, arvejas y alubias
Nueces y semillas	Almendras (blanqueadas) y coco; semillas de linaza, de cáñamo, psyllium,* de calabaza y de girasol
Aceites	Almendra, linaza, de oliva extra virgen,* aguacate,* aceites de coco y nueces
Bebidas	Agua filtrada, destilada o mineral; tés herbales sin cafeína y tulsi, yerba mate, tés verde, blanco y rojo; leche de almendras; jugo recién extraído de aloe vera; jugos de manzana, albaricoque, frutas del bosque dulces, cereza, mango, pera, piña, granada* y ciruela,* sopa miso (sin soya)*
Edulcorantes	Stevia
Condimentos	Vinagre; todas las especias (excepto pimentón, chile en polvo, hojuelas de chile y cayena), incluidas canela, comino, jengibre, sal de mar* y pimienta negra,* todas las hierbas, incluidas cilantro, eneldo, orégano, perejil, romero, estragón, tomillo y cúrcuma; algarrobo o mezquite, algas marinas,* dulse,* hijiki* y kombu,* mostaza molida en piedra sin endulzar, miso sin soya, aminoácidos líquidos de coco y salsa tamari sin trigo,* limón verde,* agar-agar (como agente espesante), bicarbonato de sodio

Los alimentos con un asterisco (*) se deben comer sólo con moderación.

Alimentos a evitar

Verduras	Maíz dulce, verduras con crema, verduras congeladas en salsas, verduras fritas, verduras de la familia de las solanáceas: tomates, tomatillos, quimbombó, bayas de goji, pimientos dulces y chiles, berenjenas y papas «regulares» (no dulces); verduras picantes como hojas de betabel, betabel crudo; raíz de bardana o lampazo, rábano daikon, ajo, rábano picante, puerros crudos, hojas de mostaza, aceitunas verdes, cebollas crudas, nopal, rábanos crudos, espinacas crudas, y nabos y hojas de nabo
Frutas	Frutas agrias como manzanas agrias, albaricoques agrios, frutas del bosque agrias, cerezas agrias, arándanos, kiwi, mangos verdes,* limones, piña agria, ciruelas agrias, ruibarbo y tamarindo; plátanos, toronja, uvas, naranjas y otros cítricos, fresas, duraznos, pérsimos y pasas; frutas enlatadas en almíbar y frutas congeladas endulzadas
Sustitutos lácteos	Todos los productos lácteos de vaca, cabra y oveja, incluidos todos los quesos, mantequilla, mantequilla clarificada, crema ácida, suero de leche, yogur y helado; huevos y claras de huevo envasadas; sustitutos de mantequilla (margarina) y mayonesa
Granos	Arroz integral,* trigo sarraceno, trigo, maíz, cebada, espelta, kamut, mijo, avena, polenta, centeno y triticale; pan hecho con levadura
Proteína animal	Cualquier carne cruda y carnes de cerdo (incluido tocino), res, bisonte, salchichas, embutidos y enlatadas; salchichas (picantes), pollo y pavo de carne oscura, pato; mariscos, crudos o cocidos, incluidos camarones, langosta, ostras y almejas; cualquier pescado crudo (sushi), pescado criado en granja, pescado o mariscos como atún, sardinas y salmón

Todos los alimentos enumerados están excluidos de la dieta de eliminación y para pitta dosha, o de ambos.

Proteína vegetal	Todos los productos de soya: miso, salsa de soya, soya o aceite de soya en alimentos procesados, tempeh, tofu, leche de soya, salchichas de soya, yogur de soya, proteína vegetal texturizada (PVT), chícharo gandul y lentejas negras
Nueces y semillas	Almendras con piel, nueces negras, nueces de Brasil, semillas de marañón o nueces de la India, avellanas europeas, avellanas, nueces de macadamia, cacahuates y crema de cacahuate, nueces pacanas, piñones, pistaches y nueces de Castilla; semillas de chía, de ajonjolí, tahini
Aceites	Almendra, albaricoque, maíz, cártamo, ajonjolí, manteca, todos los aceites procesados, aceite de canola, la mayoría de los aderezos para ensaladas, mayonesa y margarina para untar
Bebidas	Todo alcohol fuerte, vino y cerveza; sidra de manzana; jugo de zanahoria, jugo de cereza agria, jugo de arándano, jugo de toronja, limonada, jugo de papaya, jugo de piña, jugo de tomate, jugo V8 y cualquier jugo agrio; cualquier jugo de fruta a no ser que esté recién extraído; café u otras bebidas con cafeína, y negro; bebidas heladas y té helado; bebidas carbonatadas, gaseosas, refrescos y agua embotellada con sabor; leche con chocolate y chocolate caliente
Edulcorantes	Azúcar blanca, azúcar morena refinada, incluido el piloncillo (una forma de azúcar morena); miel, jarabe de maple, jarabe de maíz alto en fructosa, néctar de agave, jugo de caña evaporado, jarabe de arroz integral, y jugos concentrados; néctar de coco, yacón, xilitol, Splenda, Equal y Sweet'N Low
Condimentos	Chile, salsa barbecue, todo el chocolate (incluido sin azúcar), chutney de mango y cualquier otro, rábano picante, kétchup, salsas picadas, la mayoría de las mermeladas y jaleas (hechas con azúcar), mostaza, limón amarillo, limón verde encurtido, mango encurtido, mayonesa, todos los pepinillos, sal en exceso, kelp, gomashio y salsa teriyaki; mentas para el aliento y goma de mascar (incluida la goma de mascar sin azúcar)

Los alimentos con un asterisco (*) se deben comer sólo en raras ocasiones.

TABLA 6:
DIETA COMBINADA DE ELIMINACIÓN Y ALIMENTOS KAPHA DOSHA PARA DISFRUTAR Y ALIMENTOS A EVITAR

Alimentos para disfrutar

	Alimentos para disfrutar
Verduras	Verduras crudas, al vapor, salteadas, en jugo, o asadas; en general, las verduras más picantes y amargas: alcachofas, espárragos, betabeles, hojas de betabel, melón amargo, brócoli, coles de Bruselas, raíz de bardana o lampazo, col, zanahorias, coliflor, apio, cilantro, rábano daikon, hojas de diente de león, hinojo, ajo, ejotes, rábano picante, alcachofa de Jerusalén, col rizada, vegetales de hoja verde, puerros, lechuga, champiñones, hojas de mostaza, cebollas, perejil, chícharos, nopal, rábanos, colinabo, calabaza de espagueti,* espinacas, calabaza pipiana, germinados, hojas de nabo, nabos y berros
Frutas	Fruta fresca sin azúcar, jugo recién extraído, y fruta entera congelada sin azúcar agregada; fruta seca* (pero pasas no); en general, frutas ácidas como manzanas, albaricoques, todas las frutas del bosque excepto fresas, cerezas, arándanos, higos secos,* limón amarillo* y verde,* duraznos,* peras, papaya, pérsimos, granadas, ciruelas y ciruelas pasas*
Sustitutos lácteos	Bebida de «leche» de linaza
Granos	Arroz basmati y arroz salvaje,* amaranto, trigo sarraceno, mijo, quinoa* y tapioca
Proteína animal	Conejo y venado; pollo y pavo de carne blanca, pescado capturado en el ambiente natural como trucha, salmón y lucio

Todos los alimentos enumerados están excluidos de la dieta de eliminación y para pitta dosha, o de ambos.

Proteína vegetal	Frijoles adzuki, frijoles negros, frijol de careta, garbanzos, lentejas cafés y rojas, frijoles lima, frijol mungo verde* y amarillo,* frijoles blancos, chícharos secos, frijoles pintos, arvejas, chícharo gandul y alubias
Nueces y semillas	Semillas de chía, de linaza,* de calabaza y de girasol*
Aceites	Almendras y aceites de girasol
Bebidas	Agua filtrada, destilada o mineral; tés de hierbas descafeinados y tulsi, yerba mate y tés verde, blanco y rojo; leche de linaza; jugos recién extraídos solamente: jugo de aloe vera; jugo de manzana,* sidra de manzana, jugo de albaricoque, jugo de frutas del bosque (pero no jugo de fresa), jugo de algarrobo, jugo de zanahoria, jugo de cereza, jugo de arándano, jugo de mango, jugo de pera, jugo de piña,* jugo de granada y jugo de ciruela*
Edulcorantes	Stevia
Condimentos	Todas las especias (excepto sal,* pimentón, chile, hojuelas de chile), incluidas canela, comino, cilantro, jengibre y pimienta negra; todas las hierbas, incluidas cilantro, eneldo, orégano, perejil, romero, estragón, tomillo y cúrcuma; algas marinas,* dulse,* e hijiki,* mostaza molida en piedra sin endulzar y sin vinagre, miso sin soya, salsa tamari sin trigo y aminoácidos líquidos de coco;* rábano picante,* cebollín, limón amarillo* y verde,* agar-agar (como agente espesante), bicarbonato de sodio

Los alimentos con un asterisco (*) se deben comer sólo en raras ocasiones.

Alimentos a evitar

Verduras	Verduras de la familia de las solanáceas: tomates, tomatillos, bayas de goji, quimbombó, pimientos dulces y chiles, berenjenas y papas blancas «regulares»; verduras con crema, verduras congeladas en salsas y verduras fritas; en general, verduras dulces o jugosas: pepinos, aceitunas negras y verdes, chirivías,* camotes, maíz, calabaza, calabazas verdes, cormo de taro y calabacita
Frutas	En general, frutas agrias y dulces: aguacate, plátanos, coco, cerezas, dátiles, higos frescos, toronja, uvas, kiwi, mangos,* melones, naranjas, papaya, piña, ciruelas, pasas, ruibarbo, fresas, tamarindo y sandía; frutas enlatadas en almíbar y frutas congeladas endulzadas
Lácteos y huevos	Todos los productos lácteos de vaca, cabra y oveja, incluidos leche, crema, mantequilla, mantequilla clarificada, queso, suero de leche, yogur y helado; huevos y claras de huevo envasadas, sustitutos de mantequilla (margarina) y mayonesa
Granos	Arroz integral, arroz blanco (excepto basmati), trigo, maíz, cebada, espelta, kamut, centeno, triticale, avena, panqueques, pasta, centeno, pan hecho con levadura
Proteína animal	Pollo y pavo de carne oscura, pato; carne cruda, carnes de cerdo (incluido tocino), res, bisonte, cordero y ternera, salchichas, embutidos, enlatadas y salchichas (hot dogs); mariscos, crudos o cocidos, incluidos camarones, langosta, ostras y almejas; cualquier pescado crudo (sushi) o criado en granja; pescado de mar como atún y sardinas; también salmón

Todos los alimentos enumerados están excluidos de la dieta de eliminación y para pitta dosha, o de ambos.

Proteínas vegetales	Productos de soya: miso (excepto sin soya), salsa de soya, aceite de soya en alimentos procesados, tempeh, tofu, queso de soya, harina de soya, polvo de soya, salchichas de soya, yogur de soya, proteína vegetal texturizada (PVT); lentejas negras y frijoles
Nueces y semillas	Almendras (blanqueadas),* nueces negras, nueces de Brasil, coco, semillas de marañón o nueces de la India, avellanas europeas, avellanas, nueces de macadamia, cacahuates y crema de cacahuate, nueces pacanas, piñones, pistaches y nueces de Castilla, psyllium,* semillas de ajonjolí y tahini
Aceites	Aceites de aguacate, coco, albaricoque, oliva, cártamo, ajonjolí, soya y nuez; manteca; todos los aceites procesados tales como de canola, maíz, aceite vegetal; la mayoría de los aderezos para ensalada comprados en tienda, mayonesa, margarina para untar y mantequilla clarificada
Bebidas	Alcohol fuerte, cerveza y vino; leche de almendras, leche de arroz y leche de soya; café u otras bebidas con cafeína,* bebidas heladas, té helado y cualquier bebida láctea; bebidas carbonatadas, refrescos y agua embotellada con sabor; jugo de toronja, limonada, jugo de naranja, jugo de papaya, jugo de tomate, jugo V8 y otros jugos agrios; cualquier jugo de fruta hecho de concentrado, leche con chocolate y chocolate caliente; sopa miso (salvo que esté libre de soya)
Edulcorantes	Azúcar blanca, malta de cebada, jugo de caña evaporado, fructosa, azúcar morena refinada, incluido el piloncillo (una forma de azúcar morena); miel, jarabe de maple, melaza, jarabe de maíz alto en fructosa, néctar de agave, jarabe de arroz integral y concentrados de jugo, néctar de coco, yacón, xilitol, Splenda, Equal y Sweet'N Low
Condimentos	Algarrobo o mezquite, todo el chocolate, granos de cacao, cualquier chutney, kelp y gomashio, kétchup, salsas picadas, mermeladas y jaleas hechas con azúcar, limón verde, limón verde encurtido, otros encurtidos, mango encurtido, mayonesa, sal, salsa de soya, tamari, salsa teriyaki, y vinagre; mentas para el aliento y goma de mascar (incluida goma de mascar sin azúcar)

Los alimentos con un asterisco (*) se deben comer sólo en raras ocasiones.

Otras formas de seguir después de hacer El Método CLEAN7

Un batido al día

Una excelente manera de darle a tu cuerpo una experiencia más natural de digestión-absorción detoxificación es remplazar una comida al día con un batido. Como ya sabes, digerir alimentos durante todo el día no está alineado con la naturaleza. Tus genes aún no se han adaptado a comer con tanta frecuencia y tener que gastar tantos recursos en digerir los alimentos. Cualquier cosa que puedas hacer para reducir la carga de trabajo de tu sistema digestivo alineará aún más a tu cuerpo con la naturaleza. Un mecanismo por el cual esto sucede es que los sistemas de detoxificación se ralentizan durante la digestión. Mientras menos digestión ocurra, tu cuerpo enfrentará mejor la sobrecarga de toxinas ese día. Este beneficio se acumula con el tiempo. Tendrás que realizar un programa de detoxificación con menos frecuencia y durante un periodo de tiempo más corto en los años venideros. Puedes remplazar el desayuno, la comida o la cena con un batido de largo plazo.

O cambia la comida líquida para que sea desayuno un día y cena al siguiente. Tal vez sientas la necesidad de un descanso digestivo a veces, y tener uno o dos días de sólo batidos.

Sáltate el desayuno a menudo, en especial si la cena anterior fue tardía o abundante

Esto permitirá un mejor tiempo de detoxificación y te brindará todos los beneficios de disminuir el tiempo que pasas en el estado de festín. El desayuno es un hábito difícil de romper para muchas personas, pero confía en mí: una vez que lo domines, agradecerás recurrir a esa opción.

Ayuna de manera intermitente

Usa esta experiencia como un inicio rápido para una implementación más larga del ayuno intermitente. Si apenas inicias en esto, esta semana fue un buen ejemplo de cómo se siente ayunar durante veinticuatro horas de cuando en cuando (como lo hiciste entre los días 4 y 5).

Consulta a un doctor de medicina funcional o ayurvédica

Si tuvieron eco en ti la medicina funcional (MF) o la medicina ayurvédica (MA), puedes ir un paso adelante y ver a un profesional de alguna de ellas, o de ambas. Se complementan maravillosamente. La dieta de eliminación es una herramienta que proviene del mundo de la MF. Si aparecieron síntomas inesperados mientras te detoxificabas, es muy probable que tengas un problema de salud no detectado al que tu cuerpo se adaptó y que contribuyó a tus síntomas más leves. Un buen practicante de MF o MA puede ayudarte a detectar la raíz del problema.

Usa hierbas ayurvédicas

De manera periódica, independientemente del plan que estés siguiendo o el estilo de vida que elijas o al que regreses después de El Método CLEAN7, la detoxificación periódica es necesaria en la vida urbana industrializada de hoy. Todo mundo la necesita. Algunos más, otros menos, pero todos necesitan atender sus órganos de detoxificación. Todo mundo está expuesto, y todos tienen acumuladas tareas de detoxificación que abordar. La esperanza es que con el paso del tiempo la humanidad encuentre la manera de poner fin a este dilema, y los programas de detoxificación ya no sean necesarios. Sin embargo, me temo que necesitaremos utilizar este conocimiento durante al menos unas cuantas generaciones más. Elige un estilo de vida. Tal vez seas una de las personas que hicieron el programa El Método CLEAN7 como punto de partida hacia el bienestar. Ahora tienes mayor claridad mental y mejor preparación física para tomar una decisión y apegarte a ella. Estuviste buscando un estilo de vida y tienes todo para elegir. La mayoría de los expertos en los diferentes estilos de vida pueden darte argumentos que tienen tanto sentido que deseas hacer lo que te aconsejan. Es genial saber de dónde provienen dichos consejos y un poco de cómo surgió el estilo de vida que estás a punto de elegir. Paleo, vegetarianismo, veganismo, Atkins, keto y Eat Right 4 Your Type (*Los grupos sanguíneos y la alimentación*, de Peter J. D'Adamo y Catherine Whitney) tienen todos historias interesantes, que pueden ayudarte a elegir el adecuado o la versión que se alinee con tus objetivos.

Detoxifica tu vida

Tu aire

De acuerdo con la organización de vigilancia Environment Working Group (Grupo de Trabajo sobre el Medio Ambiente), el aire dentro del hogar típico está entre dos y tres veces más contaminado que el aire del exterior. Respirar el espray para el cabello puede ser más peligroso que el humo de segunda mano. En lugar de una fuente natural, cualquier cosa que tenga aroma probablemente contenga una sustancia química que imita un olor natural. Mientras puedas oler cualquiera de estos productos en tu casa (o en tu automóvil), todavía están liberando gases. Cualquier olor que produzca dolor de cabeza es una señal de que tus células están siendo perturbadas y debes evitar la fuente de ese olor. Inhalar sustancias químicas puede ser tan peligroso como consumirlas. Con cada respiración que haces, el aire baja por la tráquea y llega a los pulmones hasta impactar la pared de los alvéolos, los pequeños sacos de aire que atrapan y absorben ese preciado recurso: el oxígeno. Desafortunadamente, no todo lo que se inhala es oxígeno. Después de ingresar a los pulmones, las moléculas de las toxinas entran al torrente sanguíneo y circulan por todo el cuerpo.

El hogar contemporáneo es un virtual laboratorio químico de toxinas aéreas. Vapores de pintura, de espuma de tapicería, acabados de telas, selladores para pisos de madera y pegamentos para muebles, alfombras sintéticas y más. El piso de vinilo es particularmente tóxico, ya que el policloruro de vinilo (PVC) libera gases años después de haberse instalado. Los PBDE (polibromodifenil éteres), que pueden causar daños neurológicos y en el desarrollo en bebés y niños, se encuentran en retardantes de fuego así como en computadoras, televisores, automóviles y muebles. Si vives en un edificio nuevo o acabas de realizar una remodelación sustancial, es probable que los materiales de construcción, como tuberías de PVC y aislamiento de espuma, sigan liberando gases. Reducir la exposición a toxinas es de lo que se trata la arquitectura verde. Otra toxina, aunque no artificial y común en ciertas partes, es el moho, que también puede penetrar en tu cuerpo por inhalación. Si ves evidencia de moho o sospechas que existe en tu hogar, es fundamental tratarlo antes de que dañe tu salud.

Elimina los agresores

¿Cómo protegerte de este asalto tóxico? Obviamente, no se puede hacer en un día. El primer paso es desechar productos como ambientadores químicos, espráis para el cabello y productos de limpieza llenos de sustancias químicas (para más sobre productos de limpieza, consulta la página 19). Abre las ventanas, si el clima lo permite, para dejar entrar aire fresco y reducir la carga del aire interior; usa tu extractor cuando cocines y en baños sin ventana; y aspira y cambia los filtros de tus sistemas de calefacción/aire acondicionado regularmente.

Purifica tu aire

El siguiente paso sería considerar comprar un purificador de aire. Las unidades portátiles están diseñadas para una habitación individual, pero por lo general son lo suficientemente livianas como para moverse de un cuarto a otro. Un purificador de aire para toda la casa se conecta a tu sistema de calefacción o conductos de aire y se instala mejor cuando construyes una casa, haces una remodelación importante o remplazas una caldera vieja. Cuando compres una unidad para habitación, considera si utiliza filtros costosos que deben remplazarse regularmente, o se pueden lavar. La mayoría tienen más de un filtro para atrapar partículas de varios tamaños. Algunas poseen un filtro HEPA, que elimina las partículas en el aire invisibles a simple vista. Este es típicamente el filtro primario en los purificadores de aire portátiles. Algunos más ionizan el aire, lo que produce ozono que puede irritar los pulmones. Algunos purificadores matan gérmenes y bacterias con mayor eficacia que otros. Ciertos tipos usan filtración de carbón para eliminar partículas grandes. Un poco de investigación sirve de mucho.

Tu agua

En el capítulo 1 supiste ya que el agua de consumo público es peligrosa. El problema del agua sucia de la ciudad no es sólo algo que sucedió en Flint, Michigan. En menor grado, también se encuentra en tu hogar. Haz una búsqueda rápida en Google y ve lo que sucede en este momento. Aún mejor, solicita a un experto en agua que revise lo que sale de tu llave. En www .watercheck.com o www.oxygenozone.com (en inglés, para Estados Unidos) pueden asesorarte.

Tuve la suerte de aprender de maestros reales sobre diferentes cosas, como cuando me senté con el doctor Narendra durante semanas y aprendí sobre Ayurveda. Acerca del agua aprendí de otro maestro, William Wendling. Al crecer en una granja, a William le encantaba caminar solo por el bosque. Su escondite favorito era un manantial natural donde bebía y se bañaba en el agua. Muy pronto notó que el agua de manantial sabía y se sentía mucho mejor que el agua del pozo al lado de su casa, y se obsesionó un tanto en entender por qué. Cuando era adolescente, su padre murió, y la necropsia reveló arterias endurecidas y cálculos renales. William acababa de leer el libro *The shocking truth about water* (La impactante verdad sobre el agua), de Paul Bragg, y se convenció de que el agua de su granja tenía algo que ver con los hallazgos póstumos. Pronto aprendió lo suficiente para analizar el agua por sí mismo y descubrió que el agua del pozo era agua dura, lo que significa que contenía ciertos minerales duros, como magnesio y carbonatos de calcio. Su obsesión por comprender el agua se convirtió en una misión para encontrar la mejor manera de purificar el agua para hogares y familias como los suyos. Después de años de meticulosa investigación, diseñó los mejores sistemas de agua para casas enteras, para beber/cocinar en la cocina e incluso para albercas. La visión de William era transformar el agua del suministro público en algo más parecido al agua natural del manantial de su infancia y hacer que fluya en todas las instalaciones de la casa. Estos son los diversos pasos de importancia crucial que incluyó en sus diseños para filtros, que son los que debes buscar al comprar un sistema de filtración:

1. *La filtración con carbón* elimina toda la suciedad que se puede ver en forma de sedimentos y restos. El carbón

granulado está bien, pero los bloques sólidos son mejores ya que retiran partículas más pequeñas y COV (compuestos orgánicos volátiles). Los bloques de carbón son especialmente importantes en las unidades de cocina para eliminar metales pesados y mejorar el olor y el sabor.

2. **La membrana para ósmosis inversa** es el paso que William llama «exprimir fresca tu propia agua pura», ya que esto es exactamente lo que sucede a través de una membrana para ósmosis inversa (OI): el agua pura se filtra y el agua sucia se desvía para su eliminación. La membrana también elimina la dureza en forma de carbonatos de calcio y magnesio, lo que hace que el agua tenga una pureza del 85 al 90 %.

3. **La desionización de lecho mixto** implica que el agua fluya entre perlas de resina cargadas eléctricamente después de que la membrana para OI capta más impurezas y purifica aún más el agua.

4. **La remineralización y la alcalinización** se logran con un filtro en línea con arena de calcio de coral de grado marino, que contiene más de setenta minerales traza naturales. Este proceso imita por lo que atravesaba el agua en el manantial natural de su infancia.

5. **Un filtro de carbón de coco** es la adición final para que el agua sepa lo más natural posible.

He estado utilizando los filtros de William durante más de diez años y todavía me emociona cuando pasa a visitarme con los dispositivos más recientes para purificar mejor el agua. También ha hecho que mi alberca esté libre de cloro, lo que la gente nota al descubrir que su piel está suave después de nadar, como si acabaran de aplicarse un humectante.

Si tu presupuesto no te permite un sistema sofisticado como el descrito anteriormente, haz lo que puedas. No compres agua en botellas de plástico. Consigue un filtro de jarra con filtro de carbón para el agua que bebes. Hay todo tipo de filtros que puedes encontrar, para debajo del fregadero, sobre la superficie y montados en la llave. Usa la lista de pasos que describí anteriormente para preguntar a tu vendedor cómo se comparan con lo que sea que consideres comprar.

Para obtener más información sobre los sistemas de filtración de agua, visita www.oxygenozone.com.

Para más información sobre la limpieza y detoxificación de tu hogar, habitación por habitación, visita www.cleanprogram .com/clean7.

El Método CLEAN7: Cocina y recetas

Introducción a las recetas de El Método CLEAN7

Del Chef James Barry

Conocí al doctor Junger hace más de doce años, mientras cocinaba la cena para el equipo de CLEAN en su sede en Los Ángeles. Nunca olvidaré esa noche porque Alejandro hizo algo que nunca pasó antes o después en mi carrera como chef: me pidió que me sentara y me uniera al grupo para cenar. Hemos sido amigos desde entonces.

Estoy más que feliz de haber sido invitado a aportar mis recetas a El Método CLEAN7. Además de compartir una visión similar de los alimentos como medicina, Alejandro y yo también creemos que la energía que pones en la preparación de comida es la energía que recibes cuando la comes. Somos lo que comemos, pero tu constitución, o dosha, nos indica a cada uno *qué* debemos comer.

Descubre tu dosha

Ha sido un desafío emocionante combinar las prácticas culinarias ayurvédicas, de más de 5 mil años de antigüedad, con los principios del programa El Método CLEAN7. En la siguiente sección de recetas encontrarás siete batidos más siete comidas que también pueden servir como refrigerios para cada uno de los tres doshas. Una vez que identifiques tu dosha más dominante (ve el cuestionario Descubre tu dosha en la página 188), elige tus recetas de esa sección.

Ingredientes y remojo

Algunas de las recetas pueden parecer extrañas al principio, pero sabe que las diseñé para que sean lo más sencillas posible. Otras, como el Tabbule de quinoa, resultarán familiares, pero algunos de los ingredientes probablemente difieren de aquellos que acostumbras. Si no puedes encontrar algunos localmente, es posible que debas ordenarlos en internet.

Seguimos prácticas adecuadas de remojo y cocción para legumbres (frijoles y lentejas), granos, nueces y semillas. ¿Por qué? El remojo reduce el tiempo de cocción, favorece la descomposición del ácido fítico y favorece la digestión adecuada. Se indica el tiempo de remojo mínimo para cada receta, al igual que el tiempo de preparación y cocción. Es mejor remojar cualquier producto durante la noche. Luego drena el agua (en la mayoría de los casos) y usa los ingredientes según las instrucciones. Algunas recetas requieren remojar la harina de linaza o las semillas de chía, lo que se puede hacer en cuestión de minutos.

El equipo correcto: electrodomésticos de mesa

Una licuadora de alta velocidad es esencial para hacer los batidos, integrales en el programa El Método CLEAN7. Otros dos aparatos opcionales son excelentes para ahorrar tiempo. Usar un procesador de alimentos o una olla de presión (o una olla instantánea) siempre que sea posible, acortará tu tiempo en la cocina y hará que preparar la comida sea mucho más fácil.

- *Una licuadora* debe tener varias velocidades y un motor lo suficientemente potente como para manejar frutas congeladas y cubitos de hielo. Algunas de las recetas de sopa también requieren una licuadora. Recuerda, las comidas líquidas se predigieren efectivamente, lo que las hace ideales para el programa. Mi Vitamix también es capaz de hacer cremas de nueces, entre muchas otras tareas culinarias, pero Hamilton Beach, Cuisinart y Panasonic también hacen modelos potentes, que pueden costarte entre 400 y 500 dólares. Si planeas usarla principalmente para batidos, licuados de frutas y sopas en puré, podrías conseguirlo con un modelo menos costoso y potente. Stanley Black & Decker, Waring y Cuisinart fabrican máquinas que cuestan entre 50 y 100 dólares. Una alternativa es la llamada «licuadora personal», que viene con uno o más recipientes de mezcla «para llevar». Otra ventaja de una licuadora personal es que es probable que la uses con más frecuencia, en especial si vives sin compañía. También es más fácil limpiarla y batir porciones individuales que con una licuadora más grande. Recomiendo el NutriBullet Pro, que también puede picar hielo. Marcas como Magic Bullet, BlendJet, Stanley Black & Decker, Keemo y Chulux son otras opciones. Si esta es tu única licuadora, asegúrate de que sea una con al menos un motor de 900 vatios para hacer algo más que batidos.

- ***Una olla multiprograma,*** también conocida como olla de cocción rápida, puede ser lo más nuevo en tu cocina, pero no es una moda pasajera. Está a la altura de sus dos nombres, pues ahorra tiempo y elimina el lío y los olores involucrados en ciertos trabajos que previamente hacían tu estufa u horno. Este aparato ambicioso maneja las funciones que una vez requerían una olla de cocción lenta (también conocida como Crock-Pot), una arrocera, una olla de presión, una vaporera, una olla para calentar, una máquina de yogur y una parrilla. Cocina rápidamente arroz, legumbres a presión y saltea verduras, por lo que es particularmente útil para recetas ayurvédicas. Las marcas mejor calificadas incluyen Breville, Gourmia, Instant Pot, Philips y T-fal. Los precios varían considerablemente, según el tamaño y las características de programación, desde aproximadamente 80 dólares para un modelo de tres litros sin programación automática hasta más de 300 para un modelo de ocho y medio litros con todas las campanas y silbatos. La mayoría de las marcas vienen en modelos de tres, seis y siete y medio litros. Elige la que mejor se adapte al tamaño de tu familia o a la frecuencia con que cocinas para varias personas. No todas las ollas realizan todas las funciones antes enumeradas, así que asegúrate de que coincidan con tu estilo de cocina actual o las funciones que planeas usar en el futuro. Algunos modelos te permiten preprogramarlos o incluso conectarlos a Alexa. Otros requieren que configures funciones como el tiempo de cocción y la temperatura.

- **Un procesador de alimentos** hace casi todo el trabajo de preparación que tu abuela solía hacer a mano: cortar, rallar, moler, rebanar, picar y hacer puré. También ahorra mucho tiempo y dinero. Prepara tu propio guacamole, hummus y aderezo para ensaladas en cuestión de minutos por menos dinero que las versiones comerciales, sin aditivos, conservadores y otros ingredientes sospechosos. Aunque no comas queso ni huevos esta semana, un procesador de alimentos también ralla el queso en bloque en cuestión de segundos y prepara mayonesa con aceite de oliva extra virgen o aceite de aguacate. Varios de los platos, como Falsa pakora y los Bocaditos de Bella en la sección de recetas, requieren un procesador. Los miniprocesadores son excelentes para picar un puñado de nueces, un montón de perejil o una sola cebolla, pero un modelo de tamaño completo puede manejar casi cualquier carga que le des. Un motor de 500 a 600 vatios puede manejar la mayoría de los trabajos, pero busca un modelo de uso rudo con un motor de 700 vatios o más si planeas amasar o moler carne. El número de porciones que normalmente preparas determina el tamaño del tazón. Si rara vez es más de cuatro, un tazón de nueve tazas debería ser suficiente, pero si generalmente cocinas para varias personas o congelas porciones para uso posterior, opta por un modelo de once a catorce tazas. Un tazón de tres tazas suele ser suficiente para porciones sencillas o dobles. Una línea de líquido máximo ayuda a evitar el desbordamiento. Un conducto ancho permite agregar trozos más grandes al tazón mientras el procesador está en funcionamiento, por lo que pasas menos tiempo preparando los ingredientes. El botón de pulso ayuda a evitar el procesamiento excesivo. Las palancas y botones son fáciles de manejar, pero pueden producir derrames, lo que hace que un panel táctil valga el costo adicional. Una cuchilla metálica en S para picar, cortar y moler y otras dos para rebanar y rallar vienen incluidas regularmente. Las cuchillas de acero inoxidable funcionan mejor. Amasar pan requiere una cuchilla de plástico. Su precio mínimo es de aproximadamente 50 dólares y llegan hasta 350 según la marca, el tamaño del tazón, la potencia y las características adicionales. Breville, Hamilton Beach, Cuisinart y KitchenAid son excelentes marcas.

Se adapta a tu estilo de alimentación y preferencias dietéticas

Antes de comenzar el programa El Método CLEAN7, elige los batidos y comidas que más te atraigan. Los refrigerios no son obligatorios, pero si sientes ganas de algo entre un batido de desayuno y la comida o entre la comida y tu batido de noche, siempre puedes tomar la mitad de una comida como refrigerio. Ciertos días incluyen un refrigerio *en lugar* de una comida. Nuevamente, come media porción de una receta de comida u otro refrigerio que cumpla con la dieta de eliminación y tus pautas de dosha. Consulta el protocolo para la semana de El Método CLEAN7 (página 72) para más información.

Si tienes predominio de vata o kapha, todos tus batidos, comidas y refrigerios deberán ser ligeramente calientes o a temperatura ambiente. Dado que todas las recetas son para dos u ocasionalmente más porciones, inevitablemente tendrás sobrantes a no ser que alguien más esté haciendo el programa contigo. Recomendamos consumirlos al día siguiente, salvo que estés en el día de ayuno de la detoxificación. Estos son dos trucos rápidos para recalentar alimentos sin usar el microondas:

Para calor seco, precalienta el horno con la bandeja para hornear. Una vez que haya alcanzado la temperatura deseada, saca la bandeja caliente con guantes de cocina, coloca la comida en ella y regrésala al horno. Tu comida estará tibia en cinco minutos o menos.

Para calor húmedo, coloca la comida a calentar en una sartén u olla con una cucharada de agua. Coloca en la estufa a fuego medio y tapa. La comida debe estar tibia en tres minutos.

Algunas de las siete comidas tienen como base proteínas animales, y otras, proteínas vegetales. Medias porciones pueden tomarse como refrigerios, si necesitas uno. Encontrarás que algunas recetas incluyen una guarnición de verduras apropiada para tu dosha; otras son comidas de un solo plato. Espero que, entre las siete recetas de comidas y refrigerios, encuentres varias recetas que se ajusten a tus preferencias dietéticas.

La calidad de los alimentos siempre es clave

Si bien no lo especificamos en las recetas, te recomendamos adquirir frutas y verduras orgánicas certificadas. O compra en tu mercado local de agricultores, donde puedes preguntarle al productor cómo se han cultivado los alimentos. (Es probable que también se hayan cosechado esa mañana o la noche anterior). Recomendamos que todas las proteínas animales sean de crianza con pastura o alimentadas con pasto, y que todos los peces sean capturados en la naturaleza o criados de manera sostenible. Si tienes que comprar pescado de granja, pregunta a tu proveedor de qué se alimentaron los peces. Evita los peces alimentados con soya u otros granos o que contienen color agregado.

Idealmente, las nueces y semillas deben ser crudas y sin sal. Tostadas y sin sal es la siguiente mejor opción.

Los frijoles y lentejas se cocinan mejor desde cero, por eso recomendamos usar una olla de presión. Sin embargo, sabemos que a veces comprar legumbres enlatadas es una opción más realista. Para cualquier producto enlatado, asegúrate de que sean orgánicos y lee la lista de ingredientes. Busca los que tengan la menor cantidad, y sólo los que puedas reconocer. Elige frijoles enlatados, por ejemplo, con sólo frijoles, agua y kombu (un alga marina que ayuda a la digestibilidad). Usa leche de coco enlatada con sólo dos ingredientes, agua y coco. Evita cualquier producto con azúcar añadida en cualquier forma. Aplica estas reglas con la etiqueta de cualquier artículo prefabricado o empacado que compres.

Recomendamos comprar especias enteras, y usar un molinillo o mortero de especias especial para molerlas. Las especias molidas se echan a perder rápidamente y pierden su potencia con el tiempo. Notarás que cuando una receta requiere especias, primero se cuecen brevemente en un poco de aceite o en una sartén seca. Esto revive la especia y resalta la fragancia.

Para la sal, recomendamos la sal de mar o la sal rosa del Himalaya. Otra opción efectiva, pero más difícil de encontrar, es la sal negra, que se extrae de canteras de piedra blanda en India. Rica en minerales y con un aroma ahumado y sulfuroso, no aumenta el contenido de sodio en la sangre, por lo que se recomienda para las personas con kapha dominante. La sal negra se puede encontrar en los mercados étnicos o en internet.

Si no puedes encontrar ciertos ingredientes localmente, busca en internet. Si esa no es una opción, revisa tu Lista de alimentos por dosha (página 190) y elige el más cercano a lo que puedes encontrar en tu supermercado local.

Mantén los beneficios de El Método CLEAN7

A medida que realizas la transición de cualquier limpieza, puede ser difícil mantener los buenos hábitos que has introducido recientemente en tu rutina diaria. Para apoyar tu proceso, te proporcioné un día completo de alimentación *clean*; en realidad más, ya que puedes elegir entre un batido y un plato de desayuno. Las siete recetas de celebración que comienzan en la página 319 cumplen con la dieta de eliminación. Todas demuestran que no hay necesidad de privarse de comida de excelente sabor mientras se consumen alimentos saludables. Comer a la manera de El Método CLEAN7 no tiene por qué ser la excepción. Puede ser parte de tus elecciones alimentarias diarias.

Espero que disfrutes estas recetas. Gracias por dejarme entrar a tu cocina. ¡Estoy agradecido de haber contribuido a tu viaje de sanación!

Salud,

Chef James

Recetas vata

Batidos

Todas las recetas de batidos son para dos porciones. A no ser que estés haciendo El Método CLEAN7 con alguien más, puedes refrigerar una y tomar esa otra mitad por la noche o durante la tarde. Sin embargo, las constituciones vata deben evitar las bebidas heladas (y los alimentos fríos), así que déjalos alcanzar la temperatura ambiente después de sacarlos del refrigerador. Utiliza agua filtrada, agua de coco o leche de almendras o de semillas de marañón o nueces de la India sin endulzar a temperatura ambiente. La mayoría de los batidos requieren remojar las semillas, nueces o legumbres al menos seis horas o toda la noche. Acostúmbrate a dejarlas remojando antes de acostarte. Sin embargo, el Batido selva negra no requiere remojo y los batidos Fuerte de la isla y De salud necesitan sólo diez minutos de remojo.

Batido fuerte de la isla

PORCIONES: 2

TIEMPO DE REMOJO: 10 minutos

TIEMPO DE PREPARACIÓN: 5 minutos

Inspirado en el lassi, la bebida de mango que es un básico de los restaurantes indios, mi variación sin lácteos utiliza leche de coco. El jugo y la ralladura de limón iluminan el sabor del mango. Usa leche de coco enlatada, no la bebida en caja de cartón. Evita la leche de coco con goma guar en la lista de ingredientes.

½ litro de leche de coco sin endulzar

1 cucharada de semillas de chía

1 taza de mango fresco o congelado

½ cucharadita de jugo de limón

Pizca de ralladura de limón

½ cucharadita de jengibre rallado fresco

1 cucharada de aceite de coco o TCM (triglicéridos de cadena media)

1 microcuchara de stevia en polvo, 2 gotas de stevia líquida o

   1 cucharadita de néctar de coco

Una pizca de sal de mar o sal rosa del Himalaya

Remoja las semillas de chía en un tazón con la leche de coco durante 10 minutos o hasta que las semillas estén suaves. Reserva sin drenar.

Agrega la leche de coco y las semillas de chía, el mango, el jugo y la ralladura de limón, el jengibre fresco, el aceite de coco, la stevia y la sal en la licuadora, utiliza la velocidad alta. Mezcla hasta que esté suave. Si usaste mango congelado, deja que el batido alcance la temperatura ambiente antes de beberlo.

Para servir, vierte en dos vasos.

Batido calmante

PORCIONES: 2

TIEMPO DE REMOJO: 6 horas o toda la noche

TIEMPO DE PREPARACIÓN: 5 minutos

Hay algo increíblemente relajante en las nueces pecanas. Su dulzura natural es tanto cálida como ligera. Agrega tahini (puré de semillas de ajonjolí) y almendras y tendrás algo más especial.

½ taza de mitades de nuez pacana

2 tazas de agua filtrada

1 cucharada de semillas de chía

2 tazas de leche de almendras sin endulzar

2 cucharadas de tahini

¼ de cucharadita de canela

¼ de cucharadita de polvo de cardamomo (opcional)

½ cucharadita de extracto de vainilla sin alcohol o polvo de vainilla
   (vainilla molida)

1 microcuchara de stevia en polvo, 2 gotas de stevia líquida o
   1 cucharadita de néctar de coco

¼ de taza de jugo de ciruela (100% jugo, no de concentrado)

1 cucharada de jugo de limón

Pizca de sal de mar o sal rosa del Himalaya

En un tazón mediano, remoja las nueces en 2 tazas de agua filtrada durante un mínimo de 6 horas o toda la noche. Escurre y reserva las almendras.

Remoja las semillas de chía en un tazón pequeño con la leche de almendras durante 10 minutos o hasta que las semillas estén suaves. Reserva sin drenar.

Agrega la leche de almendras, las semillas de chía, las nueces escurridas, el tahini, la canela, el cardamomo opcional, el extracto de vainilla, la stevia, el jugo de ciruela, el jugo de limón y la sal en la licuadora, utiliza la velocidad alta. Mezcla hasta que esté suave.

Deje que alcance la temperatura ambiente antes de beber.

Para servir, vierte en dos vasos.

Batido de leche de tigre

PORCIONES: 2

TIEMPO DE REMOJO: 24 horas

TIEMPO DE PREPARACIÓN: 5 minutos

Esta es mi interpretación de la horchata, una bebida latina a base de granos también conocida como néctar de los dioses. Las nueces de tigre no son en realidad nueces, sino tubérculos con un sabor dulce que recuerda al coco. Las nueces de tigre requieren un tiempo de remojo más largo que otras recetas. Si no las encuentras, sustitúyelas con almendras o crema de almendras.

¼ de taza de nueces de tigre peladas o 1 cucharada de crema de
   almendras sin endulzar

2 ¾ tazas de agua filtrada, dividida

3 dátiles, sin semilla

1 cucharada de semillas de chía

1 taza de leche de almendras o de semillas de marañón o nueces de
   la India sin endulzar

¼ de taza de arroz basmati cocido

½ cucharadita de canela

½ cucharadita de extracto de vainilla sin alcohol o polvo de vainilla
   (vainilla molida)

Pizca de sal de mar o sal rosa del Himalaya

Pizca de cardamomo en polvo (opcional)

Pizca de jengibre en polvo (opcional)

Pizca de cúrcuma en polvo (opcional)

En un tazón mediano, remoja las nueces de tigre en 2 tazas de agua filtrada durante un mínimo de 24 horas. Escurre y reserva las nueces.

Remoja los dátiles en un tazón pequeño con agua tibia durante 10 minutos o hasta que se suavicen. Escurre el agua y reserva.

Remoja las semillas de chía en un tazón pequeño con la leche de almendras o de semillas de marañón o nueces de la India durante 10 minutos o hasta que las semillas se suavicen. Reserva la leche de nuez y las semillas hasta que estén listas para usarse.

Agrega las semillas de chía remojadas y la leche de nuez, las nueces de tigre remojadas, los dátiles remojados, el arroz basmati, los ¾ de taza restantes de agua filtrada, la canela, el extracto de vainilla y la sal, junto con el cardamomo, el jengibre y la cúrcuma opcionales a la licuadora, utiliza la velocidad alta. Mezcla hasta que esté suave.

Deje que alcance la temperatura ambiente antes de verter en dos vasos.

Batido de explosión de frutas del bosque

PORCIONES: 2

TIEMPO DE REMOJO: 10 minutos

TIEMPO DE PREPARACIÓN: 5 minutos

Las frutas del bosque son sabrosas sin ser demasiado dulces, o al menos tan dulces como muchas otras frutas. La única que no está permitida durante la limpieza es la fresa. Por lo demás, elige la mezcla de frutas del bosque que más te guste.

¼ de taza de semillas de girasol sin cáscara

1 ½ tazas de agua filtrada, dividida

1 cucharada de semillas de chía

300 mililitros de leche de almendras sin endulzar

1 taza de frutas del bosque mezcladas, frescas o congeladas

   (frambuesas, moras azules o zarzamoras)

½ taza de espinacas crudas

1 cucharada de jugo de limón

½ cucharadita de jengibre rallado fresco

2 microcucharas de stevia en polvo o 2 gotas de stevia

   líquida

Remoja las semillas de girasol en 1 taza de agua filtrada durante un mínimo de 6 horas o toda la noche. Escurre y reserva.

Remoja las semillas de chía en un tazón con la leche de almendras durante 10 minutos o hasta que las semillas se suavicen. Reserva las semillas y la leche de almendras hasta que estén listas para usarse.

Coloca las semillas de girasol remojadas, las semillas de chía en leche de almendras, las frutas del bosque, las espinacas,

½ taza de agua, el jugo de limón, el jengibre rallado y la stevia en la licuadora, utiliza la velocidad alta. Mezcla hasta que esté suave.

Si usas frutas del bosque congeladas, deja que el batido alcance la temperatura ambiente antes de servirlo en dos vasos.

Batido selva negra

PORCIONES: 2

TIEMPO DE PREPARACIÓN: 5 minutos

Cuando necesites una dosis de chocolate, prepara este batido. El chocolate procesado lleno de azúcar no es compatible con el Ayurveda, pero el polvo de cacao crudo sí. Un toque de cereza y una saciante grasa saludable mitigarán tus antojos y te darán una plenitud satisfactoria. Este batido no requiere remojo previo, lo que lo hace útil para las mañanas a la carrera.

2 tazas de leche de almendras sin endulzar

1 cucharada de cacao crudo en polvo

½ taza de cerezas congeladas (aproximadamente 10 cerezas)

¼ de taza de ñame cocido, pelado*

1 cucharada de aceite de coco o TCM (triglicéridos de cadena media)

1 microcuchara de stevia en polvo, 2 gotas de stevia líquida o

   1 cucharada de néctar de coco

Una pizca de sal de mar o sal rosa del Himalaya

Coloca la leche de almendras, el cacao en polvo, las cerezas, el ñame, el aceite de coco, la stevia y la sal en la licuadora, utiliza la velocidad alta. Mezcla hasta que esté suave. Deja que alcance la temperatura ambiente antes de beber.

Para servir, vierte en dos vasos.

---

* Para un ñame cocido rápido, pon al vapor un ñame entero sobre agua en una olla tapada a temperatura alta durante 10 minutos. Una vez que se enfríe, pélalo y mide la cantidad necesaria para la receta. Guarda el resto para otra comida.

Batido detoxificante

PORCIONES: 2

TIEMPO DE REMOJO: 6 horas o toda la noche

TIEMPO DE PREPARACIÓN: 5 minutos

TIEMPO DE COCCIÓN: 35 minutos (usando una olla multiprograma)

El frijol mungo es tridóshico, lo que significa que es equilibrante con los tres doshas. Es una herramienta poderosa para la detoxificación y también fomenta un aumento del metabolismo. Esta bebida suave y tibia es como una sopa. Asegúrate de beber mucha agua durante todo el día después de tomar este batido.

½ taza de frijol mungo verde

4 tazas de agua filtrada y más para remojar

1 cucharadita de aceite de coco

½ cucharadita de semillas de comino

¼ de cucharadita de semillas de hinojo

¼ de cucharadita de cúrcuma en polvo

¼ de cucharadita de cilantro en polvo

2 cucharadas de jugo de limón

¼ de cucharadita de sal de mar o sal rosa del Himalaya

En un tazón mediano, remoja el frijol mungo en suficiente agua (alrededor de dos tazas) para cubrir y dejar espacio para que se expanda. Remoja durante un mínimo de 6 horas o toda la noche. Escurre y reserva.

En la estufa: Pon una olla mediana a fuego medio y agrega el aceite de coco. Cuando se haya calentado, agrega el comino, el hinojo, la cúrcuma y el cilantro. Déjalo hacerse por 1 minuto o hasta que esté fragante. Agrega el frijol mungo remojado y 4 tazas de agua filtrada. Cuando hierva, baja la temperatura, tapa la olla y deja a fuego lento hasta que esté cocido, aproximadamente 2 horas.

En una olla multiprograma: Pon la olla a saltear. Agrega el aceite de coco y calienta. Agrega el comino, el hinojo, la cúrcuma y el cilantro. Déjalo hacerse por 1 minuto o hasta que esté fragante. Agrega el frijol mungo remojado y 4 tazas de agua filtrada. Presiona Cancelar. Cubre la olla con la tapa, presiona el botón Bean (Frijoles) (o configura para 30 minutos). La unidad sonará cuando la comida esté lista.

Destapa la olla, vierte todo el frijol y el líquido en una licuadora del tamaño apropiado, utiliza la velocidad alta. Agrega la sal, 1 cucharada de jugo de limón y asegura la tapa. Como precaución, coloca una toalla doblada sobre la tapa de la licuadora antes de encender el aparato. Los líquidos calientes tienden a saltar hacia la tapa y pueden quemarte la mano. Con la toalla en su lugar, muele hasta que la mezcla forme una sopa suave. Prueba y agrega más jugo de limón si deseas un sabor más luminoso.

Para servir, vierte en dos tazas.

Batido de salud

PORCIONES: 2

TIEMPO DE REMOJO: 10 minutos

TIEMPO DE PREPARACIÓN: 10 minutos

Este batido maximiza el valor nutricional de los vegetales verdes con ácidos grasos omega-3 en forma de semillas de chía. Piensa que es como beber una ensalada con un aderezo realmente saludable. Comienza tu día con este batido y te sentirás con mucha energía y con la mente despejada.

1 cucharada de semillas de chía

150 mililitros de agua de coco

1 trozo de pepino pelado de 8 centímetros

1 cabeza pequeña de lechuga orejona, aproximadamente 2 tazas

½ taza de espinacas bien comprimidas

¼ de taza de hojas de perejil comprimidas, sin tallos gruesos

½ aguacate, sin cáscara

1 manzana verde pequeña, pelada y sin corazón

2 cucharadas de jugo de limón

200 mililitros de agua filtrada

1 microcuchara de stevia en polvo o 2 gotas de stevia líquida

Pizca de sal de mar o sal rosa del Himalaya

Remoja las semillas de chía en el agua de coco en un tazón pequeño durante 10 minutos o hasta que las semillas se suavicen. Reserva sin drenar.

Mientras se remojan las semillas, prepara el pepino, la lechuga orejona, las espinacas, el perejil y el aguacate.

En una olla pequeña a fuego alto, pon al vapor la manzana verde sobre agua hasta que se suavice (aproximadamente 2 minutos). Escurre y reserva.

Agrega la mezcla de semillas de chía y agua de coco, el pepino, la lechuga orejona, las espinacas, el perejil, el aguacate, la manzana al vapor, el jugo de limón, el agua filtrada, la stevia y la sal a la licuadora, utiliza la velocidad alta. Muele hasta que esté suave. Agrega agua adicional si deseas una bebida más líquida.

Para servir, vierte en dos vasos y bebe a temperatura ambiente.

Comidas y refrigerios vata

Varias de las recetas vata requieren que remojes las semillas, nueces o legumbres durante al menos 6 horas o toda la noche. Acostúmbrate a dejarlas en remojo la noche anterior a preparar una receta. La mayoría de las recetas son para dos porciones de comida, pero si vas a tomar una como refrigerio (o comida ligera), generalmente tendrás cuatro porciones para refrigerio. Cada receta proporciona el número de porciones tanto para comida como para refrigerio. Salvo que estés haciendo El Método CLEAN7 con alguien más, puedes tomar una porción de comida y refrigerar la otra mitad para el día siguiente. Algunas requieren una guarnición de verduras apropiada para vata a fin de completar la comida. Si preparas una receta como refrigerio, en general tendrás tres porciones de refrigerio para enfriar o congelar para otro momento. Teniendo predominio de vata, querrás asegurarte de que todas las comidas y refrigerios estén calientes o a temperatura ambiente antes de servir.

Tacos callejeros de garbanzos

PORCIONES: 2 (2 TACOS) COMO COMIDA

PORCIONES: 4 (1 TACO) COMO REFRIGERIO

TIEMPO DE PREPARACIÓN: 10 minutos

TIEMPO DE COCCIÓN: 20 minutos

No extrañarás el maíz con estos deliciosos tacos. El panqueque de garbanzos se dobla como un taco suave. El chimichurri, una sabrosa salsa latina de hierbas, remplaza a la salsa picante. ¡Tal vez te guste tanto que quieras ponérselo a todo!

½ taza de harina de garbanzo

½ taza de agua filtrada

¼ de cucharadita de sal de mar o sal rosa del Himalaya

¼ de cucharadita de bicarbonato de sodio

1 cucharadita de cebollín picado (sólo la parte verde)

1 cucharada de aceite de aguacate, dividido

170–225 gramos de pechuga de pollo o muslo, cortado en cubos[*]

1 diente de ajo, en rebanadas finas

1 rábano rojo, en rebanadas finas

¼ de taza de calabacita picada

¼ de taza de calabaza amarilla picada

½ taza de espinacas

1 aguacate en rebanadas

1 cucharadita de hojuelas de levadura nutricional (opcional)

PARA LA SALSA DE CHIMICHURRI

1 cebollín, picado en trozos

½ taza de perejil italiano, sin tallos gruesos

---

[*] Usa pollo de libre pastoreo o criado con pastura.

¼ de taza de cilantro, sin tallos gruesos

1 chalote (aproximadamente del tamaño de una cuchara sopera),
  pelado y picado en trozos

¼ de taza de jugo de limón

¼ de taza de aceite de oliva extra virgen

¼ de cucharadita de sal de mar o sal rosa del Himalaya (o al gusto)

En un tazón mediano bate la harina de garbanzo, el agua filtrada, la sal, el bicarbonato de sodio y el cebollín picado hasta que quede suave. Reserva.

En una sartén grande a fuego medio, calienta 2 cucharaditas de aceite de aguacate. Agrega el pollo y el ajo y deja que se dore, aproximadamente 3 minutos, volteándolo. Agrega el rábano, la calabacita, la calabaza amarilla y las espinacas. Déjalo 2 minutos más, asegurándote de que el pollo esté completamente cocido. Retira del quemador, tapa y reserva.

Prepara la salsa de chimichurri: Coloca el cebollín, el perejil, el cilantro, el chalote y el jugo de limón en el tazón de un procesador de alimentos y pulsa hasta que estén bien picados. Rocía el aceite de oliva extra virgen a través del conducto mientras el procesador está en funcionamiento hasta que esté bien incorporado. Usando una espátula flexible, raspa la mezcla en un tazón pequeño. Mezcla la sal y reserva.

Coloca una sartén grande de hierro fundido a fuego medio sobre la estufa. Agrega una cucharadita de aceite de aguacate. Una vez que una gota de agua chisporrotea en la sartén, vierte ¼ de taza de la mezcla de garbanzos, extendiendo hasta que tenga el tamaño de una tortilla pequeña. Cuece hasta que veas pequeñas burbujas formándose en la parte superior, aproximadamente 30 a 40 segundos, y entonces, usando una espátula delgada, voltea la «tortilla» y cuece por otros 30 a 40 segundos. Retira de la sartén y coloca en un plato. Repite tres veces más.

Para una comida, coloca dos tortillas en cada plato. Distribuye las rebanadas de aguacate de manera uniforme sobre las tortillas y cubre con la mezcla de pollo y verduras en cuatro porciones iguales. Rocía ½ cucharadita de la salsa de chimichurri sobre cada taco y espolvorea una pizca opcional de levadura nutricional.

Para un refrigerio, come sólo una tortilla.

Refrigera los sobrantes de pollo y verduras en un recipiente con tapa. Coloca un trozo de papel pergamino entre cada tortilla, colócalas en otro recipiente con tapa y refrigera.

Kitchari

PORCIONES: 2 COMO COMIDA

PORCIONES: 4 COMO REFRIGERIO

TIEMPO DE REMOJO: 6 horas o toda la noche

TIEMPO DE PREPARACIÓN: 7 minutos

TIEMPO DE COCCIÓN: 30 minutos (en una olla multiprograma)

La mejor comida de detoxificación ayurvédica, este plato es tridóshico, lo que significa que es adecuado para los tres doshas. El frijol mungo amarillo es una legumbre delicada que se cocina rápidamente y es fácil de digerir. Si no lo hay en tu tienda local, puedes encontrarlo en internet.

¼ de taza de frijol mungo amarillo

¼ de taza de arroz basmati

2 tazas de agua filtrada, y más para remojar

2 cucharadas de aceite de coco

1 cebolla blanca o amarilla pequeña

1 calabacita pequeña

1 zanahoria pequeña

½ cucharadita de semillas de comino

¼ cucharadita de semillas de mostaza negra

¼ de cucharadita de cúrcuma molida

¼ de cucharadita de cilantro molido

½ cucharadita de sal de mar o sal rosa del Himalaya

1 cucharada de jugo de limón

Cilantro, para decorar (opcional)

En un tazón mediano, combina el frijol mungo amarillo y el arroz basmati con suficiente agua filtrada para cubrir. Deja en remojo durante un mínimo de 6 horas o toda la noche. Escurre con un colador de malla y reserva.

Agrega la cebolla, la calabacita y la zanahoria al tazón de un procesador de alimentos. Pulsa hasta picarlos finamente.

Sobre la estufa: Coloca una olla pequeña a fuego medio. Agrega el aceite de coco y calienta. Agrega la mezcla de cebolla, calabacita y zanahoria junto con el comino, las semillas de mostaza negra, la cúrcuma y el cilantro. Déjalo hacerse por 1 a 2 minutos. Luego agrega la mezcla de frijol y arroz y 2 tazas de agua filtrada. Cuando hierva, baja la temperatura, tapa la olla y deja a fuego lento hasta que esté cocido, aproximadamente 2 horas.

En una olla multiprograma: Pon la olla a saltear. Agrega el aceite de coco y deja que se caliente. Agrega la mezcla de verduras, el comino, la mostaza negra, la cúrcuma y el cilantro. Déjalo cocer por 1 a 2 minutos. Agrega la mezcla de frijol y arroz y 2 tazas de agua. Presiona Cancelar. Coloca la tapa en la olla, presiona el botón Bean (Frijoles) (o configura para 30 minutos). La olla sonará cuando la comida esté lista.

Una vez cocido por cualquier método, destapa, agrega sal y jugo de limón, y mezcla suavemente hasta que se incorpore de manera uniforme.

Para una comida, divide la mezcla en dos tazones. Espolvorea con cilantro picado opcional y sirve.

Para un refrigerio, sirve medio tazón, cubre con el cilantro opcional y refrigera el resto.

Sándwich abierto Waffle Hash

PORCIONES: 2 (2 TOSTADAS) COMO COMIDA

PORCIONES: 4 (1 TOSTADA) COMO REFRIGERIO

TIEMPO DE REMOJO: 10 minutos

TIEMPO DE PREPARACIÓN: 10 minutos

TIEMPO DE COCCIÓN: 10 minutos

Una versión más saludable del pan tostado con aguacate, esta receta es más fácil de hacer con una plancha para waffles, pero si no tienes una, prepáralos como si fueran panqueques. La harina de linaza proporciona la adherencia que normalmente obtendrías con huevo.

1 cucharada de harina de linaza

2 cucharadas de agua filtrada tibia

1 camote, rallado o en fideos (usando un espiralizador)

1 cebolla pequeña, pelada y rebanada

3 cucharadas de harina de arroz integral

1 cucharada de arrurruz

3 cucharadas de semillas de ajonjolí negras, blancas o mezcladas

½ cucharadita de sal de mar o sal rosa del Himalaya

1 cucharada de aceite de coco, derretido

Espray para cocinar de aceite de aguacate o girasol

8 espárragos, cortados por la mitad a lo largo.

2 rábanos rojos, en rebanadas finas

1 aguacate, pelado y machacado con un poco de limón y una pizca de sal

4 rebanadas (60 gramos cada una) de pechuga de pollo cocida[*] (o 170–225 gramos de salmón salvaje cocido)

---

[*]   Usa pollo de libre pastoreo o criado con pastura o salmón silvestre.

1 cebollín picado (opcional)

Pimienta negra molida, al gusto

En una taza o tazón pequeño, combina la harina de linaza con 2 cucharadas de agua filtrada. Deja en remojo durante unos 10 minutos.

Coloca el camote y la cebolla en un tazón grande con la harina de arroz integral, el arrurruz, las semillas de ajonjolí, la sal y el aceite de coco derretido. Mezcla hasta que esté bien combinado. Agrega la harina de linaza previamente remojada y mezcla bien.

Enciende la plancha para wafles a la configuración más alta según el manual de instrucciones. Una vez lista, rocíala con el aceite de aguacate o de girasol. Agrega ⅓ de taza de la mezcla de camote a la plancha para wafles, esparciendo cuidadosamente para que una capa delgada llene las cavidades. Cierra la tapa y deja cocer por 5 minutos. La plancha puede indicar que está listo antes de ese momento, pero permite que la mezcla de camote se haga lo más cerca posible de 5 minutos sin quemarse. Una vez crujientes, reserva los wafles en una rejilla para enfriar y mantenlos calientes en el horno a baja temperatura. Repite hasta utilizar toda la masa.

Desecha los extremos fibrosos de los espárragos y corta los tallos para que tengan la longitud de los waffles. Cuece al vapor los espárragos y los rábanos sobre agua hirviendo durante 1 a 2 minutos, o hasta que estén suaves, pero no blandos. Escurre y reserva.

Para servir, esparce cantidades iguales de aguacate machacado sobre las cuatro tostadas. Cubre con cantidades iguales de espárragos y rábanos. Coloca dos tiras de pollo (o trozos de salmón) encima de cada tostada. Adorna con una pizca de pimienta negra y una pizca de cebollín picado.

Como refrigerio, prepara como se indicó anteriormente, pero come sólo una tostada en lugar de dos.

Hamburguesa pavegetariana

PORCIONES: 4 (1 HAMBURGUESA) COMO COMIDA

PORCIONES: 8 (1 HAMBURGUESA PEQUEÑA) COMO REFRIGERIO

TIEMPO DE REMOJO: 6 horas o toda la noche

TIEMPO DE PREPARACIÓN: 10 minutos

TIEMPO DE COCCIÓN: 10 minutos

Mi forma favorita de comer una hamburguesa molida es con un montón de verduras mezcladas. Además de su excelente sabor, esta también es una forma fantástica de incluir más verduras en tu dieta. Esta mezcla de pavo y verduras se puede almacenar en el refrigerador hasta por cinco días o en el congelador por dos semanas, lo que es particularmente útil cuando tienes poco tiempo para preparar una comida desde cero.

¼ de taza de nueces de Castilla o pacanas

2 tazas de agua filtrada

2 chalotes pelados, divididos

1 calabacita pequeña, picada en trozos

¼ de taza de cilantro, sin tallos gruesos

1 zanahoria, picada en trozos

2 hojas de col rizada sin tallos o 1 taza de espinacas comprimidas

½ cucharadita de orégano seco

½ cucharadita de ajo granulado

¼ de cucharadita de comino molido

½ cucharadita de sal de mar o sal rosa del Himalaya

½ kilo de carne oscura molida de pavo (o molida de pollo)[*]

2 cucharadas de aceite de aguacate, dividido

---

[*]   Usa pavo o pollo de libre pastoreo o criados con pastura.

1 chirivía pequeña, cortada en rodajas finas

4 hojas verdes de lechuga

1 aguacate, sin semilla, en rebanadas

VINAGRETA DE LIMÓN

¼ de taza de jugo de limón

1 cucharadita de tahini

1 cucharada de hojuelas de levadura nutricional

¼ de cucharadita de sal de mar o sal rosa del Himalaya

¼ de cucharadita de pimienta negra molida

¼ de cucharadita de ajo granulado

1 microcuchara de stevia en polvo o 1 gota de stevia líquida

½ taza de aceite de oliva extra virgen

Coloca las nueces de Castilla o pacanas en un tazón grande con 2 tazas de agua para remojar durante 6 horas como mínimo o toda la noche. Escurre, enjuaga y reserva hasta que estén listas para usar.

Coloca las nueces previamente remojadas, 1 chalote, la calabacita, el cilantro, la zanahoria, la col rizada (o espinacas), el orégano, el ajo granulado, el comino y la sal en un procesador de alimentos, y pulsa hasta que estén bien picados.

En un tazón grande, mezcla el pavo con las verduras picadas hasta que esté bien incorporado. Forma cuatro hamburguesas del mismo tamaño y colócalas en una bandeja para hornear. (Si estás haciendo esta receta como refrigerio, forma ocho pequeñas hamburguesas en su lugar).

En una sartén grande a fuego medio, agrega 1 cucharada de aceite de aguacate. Una vez caliente, coloca las hamburguesas y déjalas freír hasta que estén doradas, aproximadamente 3 minutos (2 minutos para hamburguesas más pequeñas). Voltea y repite para el otro lado, aproximadamente 3 minutos (2 minutos para las hamburguesas más pequeñas) o hasta que estén completamente cocidas.

Mientras se cocinan las hamburguesas, rebana finamente el chalote.

En una sartén más pequeña, agrega una cucharada de aceite de aguacate, las rebanadas de chirivía y el chalote restante. Fríe hasta que se doren ligeramente por ambos lados. Si las rebanadas de chirivía son gruesas, fríelas un poco más. Cuando estén listas, resérvalas.

Para el aderezo: Coloca el jugo de limón, el tahini, las hojuelas de levadura nutricional, la sal de mar, la pimienta negra molida, el ajo granulado, la stevia y el aceite de oliva extra virgen en un tarro de vidrio. Cierra la tapa y agita vigorosamente hasta que esté bien mezclado.

Para servir como comida, agrega una cucharada de aderezo a cada hoja de lechuga y cubre con una hamburguesa. Distribuye uniformemente el aguacate rebanado y cubre con las chirivías y los chalotes cocidos.

Para servir como refrigerio, prepara como se indica, pero con una hamburguesa pequeña, media hoja de lechuga y una cantidad menor de aguacate. Omite las chirivías y chalotes cocidos.

Bocaditos de Bella

PORCIONES: 2 COMO COMIDA

PORCIONES: 4 COMO REFRIGERIO

TIEMPO DE PREPARACIÓN: 5 minutos

TIEMPO DE COCCIÓN: 15 minutos

Este plato está inspirado en el estilo de cocina Shake 'n Bake, tan popular en la década de 1970. Esta versión sin gluten utiliza semillas en lugar de pan molido para darle al pollo una textura crujiente. No limites este plato a sólo pollo. ¡También puedes usar pescado, como bacalao! Estos bocaditos están tan llenos de sabor que no necesitan salsa.

Espray de aceite de aguacate, para sartén

½ taza de pepitas (semillas de calabaza) crudas

¼ de cucharadita de salvia en polvo

¼ de cucharadita de mostaza molida

½ cucharadita de orégano seco

½ cucharadita de tomillo seco

½ cucharadita de perejil seco

½ cucharadita de cebolla granulada

½ cucharadita de ajo granulado

½ cucharadita de sal de mar o sal rosa del Himalaya

1 cucharada de levadura nutricional

225 gramos de alitas de pollo (alrededor de 4–6), filetes de pollo o de bacalao*

1 cucharada de aceite de oliva extra virgen

---

* Usa pollo de libre pastoreo o criado con pastura o pescado capturado en el medio natural. (Véase www.seafoodwatch.org/seafoodrecommendations).

Precalienta el horno a 200°C. Rocía ligeramente una bandeja para hornear con aceite de aguacate.

Coloca las pepitas crudas, la salvia en polvo, la mostaza molida, el orégano seco, el tomillo seco, el perejil seco, la cebolla granulada, el ajo granulado, la sal y la levadura nutricional en el tazón de un procesador de alimentos, y muele hasta que queden muy finos. Vacía en un tazón mediano.

Si usas filetes de pollo o bacalao, corta en trozos pequeños. En un tazón pequeño, mezcla la proteína de tu elección con el aceite de oliva. Revuelve para mezclar.

Revuelca un ala o un par de trozos de pollo o bacalao en el tazón de la molienda hasta que ambos lados estén bien cubiertos. Coloca en la bandeja de horno engrasada y repite con las otras piezas.

Hornea por 5 a 7 minutos. Voltea, usando una espátula delgada, y deja otros 5 a 7 minutos o hasta que estén completamente cocidos. El grosor del pollo o el bacalao determinará el tiempo de cocción.

Retira del horno y deja enfriar durante 2 o 3 minutos antes de servir.

Para una comida, sirve con una porción de verduras apropiadas para vata dosha.

Tabbule de quinoa

PORCIONES: 2 COMO COMIDA

PORCIONES: 4 COMO REFRIGERIO

TIEMPO DE REMOJO: 1 hora o toda la noche

TIEMPO DE PREPARACIÓN: 5 minutos

TIEMPO DE COCCIÓN: 20 minutos

La quinoa, un grano ancestral originario de América del Sur, es rica en proteínas y tiene un sabor a nuez. También es un excelente sustituto sin gluten para el trigo bulgur en esta ensalada refrescante y llena de inspiración levantina.

½ taza de quinoa cruda

¾ de taza de agua filtrada y más para remojar

1 zanahoria, picada en trozos

1 rábano rojo

1 cebollín, picado en trozos

1 manojo de cilantro, sin tallos gruesos (aproximadamente 1 taza)

8 hojas de menta fresca

2 cucharadas de jugo de limón

4 cucharadas de aceite de oliva extra virgen

½ taza de pepino cortado en cubitos

½ taza de jícama picada (opcional)

½ cucharadita de sal de mar o sal rosa del Himalaya

½ cucharadita de zumaque (opcional)

En un tazón mediano, combina la quinoa con suficiente agua filtrada para cubrir. Deja en remojo durante un mínimo de 1 hora o toda la noche. Escurre a través de un colador de malla fina.

Coloca la quinoa en una sartén grande y seca a fuego medio

para secarla. Observa atentamente la sartén, revolviendo con una espátula de madera para que no se queme, durante unos 5 minutos.

Pon ¾ de taza de agua en una olla mediana y hierve. Agrega la quinoa, tapa y vuelve a hervir. Apaga el fuego y mantén la olla tapada por un mínimo de 15 minutos o hasta que se haya absorbido toda el agua.

Mientras se cocina la quinoa, coloca la zanahoria, el rábano, el cebollín, el cilantro y las hojas de menta en el tazón de un procesador de alimentos. Pulsa hasta que quede picado, pero no batido.

Vacía la quinoa tibia en un tazón grande. Agrega las verduras picadas, el pepino, la jícama, el jugo de limón, el aceite de oliva extra virgen, la sal y el zumaque. Mezcla hasta que quede bien incorporado y sirve.

Como comida, aumenta las cantidades de verduras en la receta o acompaña con una guarnición de verduras apropiada para vata.

Nota: Si bien el tabbule se come tradicionalmente frío, las personas con predominio de vata dosha deben comer esta receta tibia o a temperatura ambiente.

Falsa pakora

PORCIONES: 2 O 3 (6 O 7 HAMBURGUESAS) COMO COMIDA

PORCIONES: 5 (4 HAMBURGUESAS CADA UNA) COMO REFRIGERIO

TIEMPO DE PREPARACIÓN: 5 minutos

TIEMPO DE COCCIÓN: 25 minutos

Esta receta se inspiró en el falafel egipcio y levantino y la pakora india, los cuales generalmente son fritos en aceite. En lugar de ello, esta versión más saludable es horneada. Está hecho con muchas verduras y sólo un poco de harina de garbanzo. Rallo el jengibre con un acanalador de fruta. Come las hamburguesas secas, o combínalas con pesto o salsa de chimichurri (página 243).

Espray de aceite de aguacate, para sartén

2 cucharadas de aceite de oliva extra virgen

1 camote, pelado y picado en trozos

½ cabeza de coliflor, picada en trozos

1 cebolla mediana, en rebanadas finas

1 cucharadita de jengibre rallado fresco

1 taza de espinacas picadas

¼ de taza de cilantro picado

½ cucharadita de cúrcuma molida

½ cucharadita de ajo granulado

½ cucharadita de semillas de comino

½ cucharadita de zumaque

1 cucharadita de sal de mar o sal rosa del Himalaya

½ cucharadita de ralladura de limón

1 ½ tazas de harina de garbanzo

¼–½ taza de agua filtrada

Calienta el horno a 220°C. Rocía ligeramente una bandeja para hornear con aceite de aguacate.

Coloca 2 cucharadas de aceite de oliva, el camote, la coliflor, la cebolla, el jengibre fresco, las espinacas, el cilantro, la cúrcuma molida, el ajo granulado, las semillas de comino, el zumaque, la sal, la ralladura de limón y la harina de garbanzo en el tazón de un procesador de alimentos. Pulsa hasta que estén bien mezclados, pero aún poco molidos. Si la mezcla parece demasiado seca, agrega ¼ de taza de agua filtrada y pulsa nuevamente. Si todavía está demasiado seca, agrega el otro ¼ de taza de agua y pulsa nuevamente.

Con una cuchara, saca 20 porciones en forma de hamburguesas y colócalas en la bandeja para hornear engrasada.

Hornea por 10 minutos, luego usa una espátula para voltear las hamburguesas. Rocía o cubre con la brocha cada pieza con más aceite y hornea otros 15 minutos, hasta que estén doradas.

Deja enfriar en la bandeja para hornear durante 5 minutos antes de comer. Guarda las hamburguesas sobrantes en un recipiente con tapa en el refrigerador hasta por dos semanas o en el congelador hasta por dos meses.

Si lo sirves como comida, agrega una guarnición de verduras cocidas apropiadas para vata dosha.

Recetas pitta

Batidos

Todas las recetas de batidos son para dos porciones. Salvo que estés haciendo El Método CLEAN7 con alguien más, puedes refrigerar una porción y tomarla por la noche o más tarde ese mismo día. O reduce a la mitad una receta si deseas probar un batido diferente para la cena. La mayoría de estos batidos tienen como base leche de coco, leche de arroz o leche de almendras. En lugar de ½ litro de leche de arroz, puedes sustituirla con ¼ de taza de arroz basmati cocido con 400 mililitros de agua. Las constituciones pitta pueden tomar alimentos fríos y calientes, por lo que si prefieres los batidos más fríos, siéntete libre de agregar cubitos de hielo a todos menos al Batido detoxificante. La mayoría requieren remojar las semillas, nueces o legumbres durante al menos 6 horas o toda la noche. Acostúmbrate a remojarlas antes de acostarte. Sin embargo, el Batido selva negra no requiere remojo y los batidos Fuerte de la isla y De salud necesitan sólo 10 minutos de remojo.

Batido fuerte de la isla

PORCIONES: 2

TIEMPO DE REMOJO: 10 minutos

TIEMPO DE PREPARACIÓN: 5 minutos

Inspirado en el lassi, la bebida de mango que es un básico de los restaurantes indios, mi variación sin lácteos utiliza leche de coco. El jugo y la ralladura de limón iluminan el sabor del mango. Usa leche de coco enlatada, no la bebida en caja de cartón. Evita la leche de coco con goma guar en la lista de ingredientes.

1 cucharada de harina de linaza

½ litro de leche de coco sin endulzar

1 taza de mango fresco o congelado

½ cucharadita de jugo de limón

Pizca de ralladura de limón

½ cucharadita de jengibre rallado fresco

1 cucharada de aceite de coco o TCM (triglicéridos de cadena
    media)

1 microcuchara de stevia en polvo, 2 gotas de stevia líquida o
    1 cucharadita de néctar de coco

Pizca de sal

Remoja la harina de linaza en un tazón con la leche de coco durante 10 minutos o hasta que las semillas se suavicen.

Coloca la mezcla de harina de linaza y leche de coco, el mango, el jugo y la ralladura de limón, el jengibre rallado, el aceite de coco, la stevia y la sal en la licuadora, utiliza la velocidad alta. Mezcla hasta que esté suave.

Para servir, vierte en dos vasos.

Batido calmante

PORCIONES: 2

TIEMPO DE REMOJO: 6 horas o toda la noche

TIEMPO DE PREPARACIÓN: 5 minutos

Los girasoles producen felicidad. Quizá por eso me encanta mezclar semillas de girasol en los batidos. Remojar las semillas no sólo las hace más nutritivas sino que también pueden mezclarse más suavemente.

½ taza de semillas de girasol sin cáscara

2 tazas de agua filtrada

1 cucharada de harina de linaza

2 tazas de leche de almendras sin endulzar

2 cucharadas de leche de coco enlatada o crema de coco

¼ de cucharadita de canela

¼ de cucharadita de polvo de cardamomo (opcional)

½ cucharadita de extracto de vainilla sin alcohol o polvo de
   vainilla (vainilla molida)

3 dátiles secos, sin hueso, o 1 cucharada de néctar de
   coco

½ taza de jugo de granada (100 % jugo, no de concentrado)

Una pizca de sal de mar o sal rosa del Himalaya

En un tazón mediano, remoja las semillas de girasol en dos tazas de agua para cubrirlas y dejar que se expandan. Remoja durante un mínimo de 6 horas o toda la noche. Escurre y reserva las semillas de girasol.

Remoja la harina de linaza en la leche de almendras durante 10 minutos o hasta que esté suave en un tazón pequeño.

Cuando la harina de linaza esté suave, agrega la mezcla de

leche de almendras y linaza a la licuadora, utiliza la velocidad alta, junto con las semillas de girasol escurridas, la leche de coco, la canela, el polvo de cardamomo opcional, el extracto de vainilla, los dátiles secos, el jugo de granada y la sal. Mezcla hasta que esté suave.

Batido de leche de tigre

PORCIONES: 2

TIEMPO DE REMOJO: 24 horas

TIEMPO DE PREPARACIÓN: 5 minutos

Esta es mi interpretación de la horchata, una bebida latina a base de granos también conocida como néctar de los dioses. Las nueces de tigre no son en realidad nueces, sino tubérculos con un sabor dulce que recuerda al coco. Las nueces de tigre requieren un tiempo de remojo más largo que otras recetas. Si no las encuentras, sustitúyelas con almendras o crema de almendras.

¼ de taza de nueces de tigre peladas o 1 cucharada de crema de
   almendras sin endulzar

2 ¾ tazas de agua filtrada, dividida

1 taza de leche de almendras sin endulzar

1 cucharada de harina de linaza

¼ de taza de arroz basmati cocido

3 dátiles, sin semilla

½ cucharadita de canela

½ cucharadita de extracto de vainilla sin alcohol o polvo de vainilla
   (vainilla molida)

Pizca de sal

Pizca de cardamomo en polvo (opcional)

Pizca de jengibre en polvo (opcional)

Pizca de cúrcuma en polvo (opcional)

En un tazón mediano, remoja las nueces de tigre en 2 tazas de agua filtrada durante un mínimo de 24 horas. Escurre y reserva las nueces.

Remoja la harina de linaza en un tazón pequeño con la

leche de almendras durante 10 minutos o hasta que las semillas se suavicen. Reserva la mezcla hasta que esté lista para usarse.

Coloca las nueces de tigre remojadas, la mezcla de leche de almendras y harina de linaza remojada, el arroz basmati, los ¾ de taza de agua filtrada restante, los dátiles, la canela, el extracto de vainilla y la sal, junto con el cardamomo, el jengibre y la cúrcuma opcionales en la licuadora, utiliza la velocidad alta. Mezcla hasta que quede suave.

Para servir, vierte en dos vasos.

Batido de explosión de frutas del bosque

PORCIONES: 2

TIEMPO DE REMOJO: 6 horas o toda la noche

TIEMPO DE PREPARACIÓN: 5 minutos

Las frutas del bosque son sabrosas sin ser demasiado dulces, o al menos tan dulces como muchas otras frutas. La única que no está permitida durante la limpieza es la fresa. Por lo demás, elige la mezcla de frutas del bosque que más te guste.

¼ de taza de semillas de girasol sin cáscara

1 ½ tazas de agua filtrada, dividida

300 mililitros de leche de almendras sin endulzar

1 cucharada de harina de linaza

1 taza de frutas del bosque mezcladas, frescas o congeladas
   (frambuesas, moras azules o zarzamoras)

½ taza de espinacas crudas

1 cucharada de jugo de limón

½ cucharadita de jengibre rallado fresco

2 microcucharas de stevia en polvo o 2 gotas de stevia líquida

Remoja las semillas de girasol en 1 taza de agua filtrada durante un mínimo de 6 horas o toda la noche. Escurre y reserva las semillas.

Remoja la harina de linaza en un tazón con la leche de almendras durante 10 minutos hasta que se suavice. Reserva la mezcla.

Coloca las semillas de girasol remojadas, la harina de linaza en leche de almendras, las frutas del bosque, las espinacas, el jugo de limón, el jengibre rallado y la stevia en la licuadora, utiliza la velocidad alta. Mezcla hasta que esté suave.

Para servir, vierte en dos vasos.

Batido selva negra

PORCIONES: 2

TIEMPO DE PREPARACIÓN: 5 minutos

Cuando necesites una dosis de chocolate, prepara este batido. El chocolate procesado lleno de azúcar no es compatible con el Ayurveda, pero el polvo de cacao crudo sí. Un toque de cereza y una saciante grasa saludable mitigarán tus antojos y te darán una plenitud satisfactoria. Este batido no requiere remojo previo, lo que lo hace útil para las mañanas a la carrera.

2 tazas de leche de almendras sin endulzar

1 cucharada de cacao crudo en polvo

3 cubitos de hielo

½ taza de cerezas congeladas (aproximadamente 10 cerezas)

¼ de taza de ñame cocido, pelado[*]

3 dátiles secos, sin semilla

1 cucharada de aceite de coco o TCM (triglicéridos de cadena media)

Una pizca de sal de mar o sal rosa del Himalaya

Coloca la leche de almendras, el cacao en polvo, los cubitos de hielo, las cerezas congeladas, el ñame cocido, los dátiles secos, el aceite de coco y la sal en la licuadora, utiliza la velocidad alta. Mezcla hasta que esté suave.

Para servir, vierte en dos vasos.

---

[*] Para un ñame cocido rápidamente, pon al vapor un ñame entero sobre agua en una olla tapada a temperatura alta durante 10 minutos. Una vez que se enfríe, pélalo y mide la cantidad necesaria para la receta. Guarda cualquier resto para otra comida.

Batido detoxificante

PORCIONES: 2

TIEMPO DE REMOJO: 6 horas o toda la noche

TIEMPO DE PREPARACIÓN: 5 minutos

TIEMPO DE COCCIÓN: 35 minutos (usando una olla de presión o multiprograma)

El frijol mungo es tridóshico, lo que significa que es equilibrante con los tres doshas. Es una herramienta poderosa para la detoxificación y también fomenta un aumento del metabolismo. Esta bebida suave y tibia es como una sopa. Asegúrate de beber mucha agua durante todo el día después.

½ taza de frijol mungo verde

4 tazas de agua filtrada, y más para remojar

1 cucharadita de aceite de coco

½ cucharadita de semillas de comino

¼ de cucharadita de semillas de hinojo

¼ de cucharadita de polvo de cúrcuma

¼ de cucharadita de polvo de cilantro

¼ de cucharadita de sal negra o dulse

2 cucharadas de jugo de limón

En un tazón mediano, remoja el frijol mungo en suficiente agua (aproximadamente 2 tazas) para cubrir y dejar espacio para que se expanda. Remoja durante un mínimo de 6 horas o toda la noche. Escurre y reserva.

En la estufa: Pon una olla mediana a fuego medio y agrega el aceite de coco. Cuando se haya calentado, agrega el comino, el hinojo, la cúrcuma y el cilantro. Déjalo hacerse por 1 minuto o hasta que esté fragante. Agrega el frijol mungo remojado y 4 tazas de agua filtrada. Cuando hierva, baja la temperatura, tapa la olla y deja a fuego lento hasta que esté cocido, aproximadamente 2 horas.

En una olla multiprograma: Pon la olla a saltear. Agrega el aceite de coco y calienta. Agrega el comino, el hinojo, la cúrcuma y el cilantro. Déjalo hacerse por 1 minuto o hasta que esté fragante. Agrega el frijol mungo remojado y 4 tazas de agua filtrada. Presiona Cancelar. Cubre la olla con la tapa, presiona el botón Bean (Frijoles) (o configura para 30 minutos). La unidad sonará cuando esté lista.

Destapa la olla, vierte todo el frijol y el líquido en una licuadora del tamaño apropiado, utiliza la velocidad alta. Agrega la sal negra, 1 cucharada de jugo de limón y asegura la tapa. Como precaución, coloca una toalla doblada sobre la tapa de la licuadora antes de encender el aparato. Los líquidos calientes tienden a saltar hacia la tapa y pueden quemarte la mano. Con la toalla en su lugar, muele hasta que la mezcla forme una sopa suave. Prueba y agrega más jugo de limón si desea un sabor más luminoso.

Para servir, vierte en dos tazas.

Batido de salud

PORCIONES: 2

TIEMPO DE REMOJO: 10 minutos

TIEMPO DE PREPARACIÓN: 10 minutos

Este batido maximiza el poder nutricional de los vegetales verdes con ácidos grasos omega-3 en forma de harina de linaza. Piensa que es como una ensalada líquida con un aderezo realmente saludable. Comienza tu día con este batido y te sentirás con mucha energía y con la mente despejada.

1 cucharada de harina de linaza o aceite de linaza

150 mililitros de agua de coco

1 taza de espinacas bien comprimidas

1 cabeza pequeña de lechuga orejona, aproximadamente 2 tazas

1 trozo de pepino pelado de 8 centímetros

¼ de taza de hojas de perejil comprimidas, sin tallos gruesos

½ aguacate, sin cáscara

2 cucharadas de jugo de limón

200 mililitros de agua filtrada

1 manzana roja pequeña, pelada y sin corazón

1 microcuchara de stevia en polvo o 2 gotas de stevia líquida

Pizca de sal

3 cubitos de hielo (opcional)

Remoja la harina de linaza (si la utilizas) en un tazón pequeño con el agua de coco. Deja en remojo durante 10 minutos o hasta que se suavice. No la escurras. Reserva hasta que esté lista para usar.

En una olla pequeña a fuego alto, pon al vapor las espinacas en agua hasta que se suavicen, aproximadamente 1 minuto. Escurre y reserva para enfriar.

Mientras tanto, prepara la lechuga, el pepino, el perejil, el aguacate y la manzana.

Agrega la espinaca cocida y la harina de linaza remojada en el agua de coco (o el aceite de linaza y el agua de coco), el pepino, la lechuga, el perejil, el aguacate, el jugo de limón, el agua, la manzana, la stevia y la sal a la licuadora, utiliza la velocidad alta. Muele hasta que esté suave, agregando agua adicional si prefieres un batido más líquido o los cubitos de hielo si lo prefieres más frío.

Para servir, vierte en dos vasos.

Comidas y refrigerios pitta

Varias de las recetas pitta requieren remojar semillas, nueces o legumbres durante al menos 6 horas o toda la noche. Acostúmbrate a remojarlos la noche previa a preparar una receta. La mayoría de las recetas son para dos porciones de comida, pero si estás tomando una como refrigerio (o comida ligera), tendrás cuatro porciones para refrigerio. Cada receta proporciona el número de porciones tanto para comida como para refrigerio. Salvo que estés haciendo El Método CLEAN7 con alguien más, puedes tomar una porción de comida y refrigera la otra mitad para el día siguiente. Algunas requieren una guarnición de verduras apropiada para pitta a fin de completar la comida. Si preparas una receta como refrigerio, generalmente tendrás tres porciones de refrigerio para enfriar o congelar para otro momento. La mayoría de las personas con pitta dosha deben consumir limón verde en lugar del amarillo. Si te cansas del limón verde, una buena alternativa es el zumaque, que tiene un sabor cítrico natural.

Tacos callejeros de garbanzos

PORCIONES: 2 (2 TACOS) COMO COMIDA

PORCIONES: 4 (1 TACO) COMO REFRIGERIO

TIEMPO DE PREPARACIÓN: 10 minutos (activo)

TIEMPO DE COCCIÓN: 20 minutos

No extrañarás el maíz con estos deliciosos tacos. El panqueque de garbanzos se dobla como un taco suave. El chimichurri, una sabrosa salsa latina de hierbas, remplaza a la salsa picante. ¡Tal vez te guste tanto que quieras ponérselo a todo!

½ taza de harina de garbanzo

½ taza de agua filtrada

¼ de cucharadita de sal de mar o sal rosa del Himalaya

¼ de cucharadita de bicarbonato de sodio

1 cucharadita de cebollín picado (sólo la parte verde)

1 cucharada de aceite de aguacate, dividido

1 pechuga (170–225 gramos) de pollo, cortada en cubos[*]

1 champiñón blanco o café, en rebanadas finas

¼ de taza de calabacita picada

¼ de taza de calabaza amarilla picada

½ taza de espinacas bien comprimidas

1 aguacate, pelado y rebanado

1 cucharadita de hojuelas de levadura nutricional (opcional)

PARA LA SALSA DE CHIMICHURRI

1 cebollín, picado en trozos

½ taza de perejil italiano, sin tallos gruesos

---

[*]   Usa sólo pollo de libre pastoreo o criado con pastura.

¼ de taza de cilantro, sin tallos gruesos

1 chalote (aproximadamente del tamaño de una cuchara sopera),
    pelado y picado

¼ de taza de jugo de limón

¼ de taza de aceite de oliva extra virgen

¼ de cucharadita de sal de mar o sal rosa del Himalaya (o al
    gusto)

En un tazón mediano bate la harina de garbanzo, el agua filtrada, la sal, el bicarbonato de sodio y 1 cucharadita de cebollín hasta que quede suave. Reserva.

En una sartén grande a fuego medio, calienta 2 cucharaditas de aceite de aguacate. Agrega el pollo y deje que se dore, aproximadamente 3 minutos, volteándolo. Agrega los champiñones, la calabacita, la calabaza amarilla y las espinacas. Déjalo 2 minutos más, asegurándote de que el pollo esté completamente cocido. Retira la sartén del quemador, tapa y reserva.

Prepara la salsa de chimichurri: Coloca el resto del cebollín picado, el perejil, el cilantro, el chalote y el jugo de limón en el tazón de un procesador de alimentos y pulsa hasta que esté bien picado. Rocía el aceite de oliva a través del conducto mientras el procesador está en funcionamiento hasta que esté bien incorporado. Usando una espátula flexible, raspa la mezcla en un tazón pequeño. Agrega la sal y reserva.

Coloca una sartén grande de hierro fundido a fuego medio sobre la estufa. Agrega una cucharadita de aceite de aguacate. Una vez que una gota de agua chisporrotea en la sartén, vierte ¼ de taza de la mezcla de garbanzos, extendiendo hasta que tenga el tamaño de una tortilla pequeña. Cuece hasta que veas pequeñas burbujas formándose en la parte superior, aproximadamente 30 a 40 segundos, y entonces, usando una espátula delgada, voltea la «tortilla» y cuece por otros 30 a 40 segundos. Retira de la sartén y coloca en un plato. Repite tres veces más.

Para servir, coloca dos tortillas en cada plato para una comida (o una para un refrigerio). Distribuye las rebanadas de aguacate de manera uniforme sobre las tortillas. Cubre con porciones iguales de la mezcla de pollo y verduras. Para un refrigerio, omite la mezcla de verduras. Rocía ½ cucharadita de salsa de chimichurri sobre cada taco y espolvorea con una pizca de levadura nutricional opcional.

Refrigera los sobrantes de pollo y verduras en un recipiente con tapa. Coloca un trozo de papel pergamino entre cada tortilla sobrante, colócalas en otro recipiente con tapa y refrigera.

Kitchari

PORCIONES: 2 COMO COMIDA

PORCIONES: 4 COMO REFRIGERIO

TIEMPO DE REMOJO: 6 horas o toda la noche

TIEMPO DE PREPARACIÓN: 7 minutos

TIEMPO DE COCCIÓN: 30 minutos (en una olla multiprograma)

La mejor comida de detoxificación ayurvédica, este plato es tridóshico, lo que significa que es adecuado para los tres doshas. El frijol mungo amarillo es una leguminosa delicada que se cocina rápidamente y es fácil de digerir. Si no lo encuentras en tu tienda local, lo puedes conseguir en internet.

¼ de taza de frijol mungo amarillo

¼ de taza de arroz basmati

2 tazas de agua filtrada, y más para remojar

2 cucharadas de aceite de coco

1 cebolla pequeña

1 calabacita pequeña

1 zanahoria pequeña

½ cucharadita de semillas de comino

¼ de cucharadita de cúrcuma molida

¼ de cucharadita de semillas de hinojo

¼ de cucharadita de cilantro molido

½ cucharadita de sal de mar o sal rosa del Himalaya

1 cucharada de jugo de limón

Cilantro, para decorar (opcional)

En un tazón mediano, combina el frijol mungo amarillo y el arroz basmati con suficiente agua filtrada para cubrir. Deja en remojo durante un mínimo de 6 horas o toda la noche. Escurre con un colador de malla y reserva.

Agrega la cebolla, la calabacita y la zanahoria a un procesador de alimentos. Pulsa hasta picarlos finamente.

Sobre la estufa: Coloca una olla pequeña a fuego medio. Agrega el aceite de coco y calienta. Agrega la mezcla de cebolla, calabacita y zanahoria junto con el comino, la cúrcuma, el hinojo y el cilantro. Déjalo hacerse por 1 a 2 minutos. Luego agrega la mezcla de frijol y arroz y 2 tazas de agua filtrada. Cuando hierva, baja la temperatura, tapa la olla y deja a fuego lento hasta que esté cocido, aproximadamente 2 horas.

En una olla multiprograma: Pon la olla a saltear. Agrega el aceite de coco y déjalo calentar. Agrega la mezcla de verduras, comino, hinojo, cúrcuma y cilantro. Déjalo cocer por 1 a 2 minutos. Agrega la mezcla de frijol y arroz y 2 tazas de agua. Presiona Cancelar. Cubre la olla con la tapa, presiona el botón Bean (Frijoles) (o configura para 30 minutos). La olla sonará cuando la comida esté lista.

Una vez cocido, destapa la olla, agrega sal y jugo de limón y mezcla suavemente hasta que se incorpore de manera uniforme.

Para servir como comida, divide la mezcla de manera uniforme en dos tazones y espolvorea con cilantro picado opcional.

Para servir como refrigerio, vierte un cuarto de la mezcla en un tazón pequeño y espolvorea con cilantro opcional.

Sándwich abierto Waffle Hash

PORCIONES: 2 (2 TOSTADAS) COMO COMIDA

PORCIONES: 4 (1 TOSTADA) COMO REFRIGERIO

TIEMPO DE REMOJO: 10 minutos

TIEMPO DE PREPARACIÓN: 10 minutos

TIEMPO DE COCCIÓN: 10 minutos

Una versión más saludable del pan tostado con aguacate, esta receta es más fácil de hacer con una plancha para waffles, pero si no tienes una, prepáralos como si fueran panqueques. La harina de linaza proporciona la adherencia que normalmente obtendrías con huevo.

1 cucharada de harina de linaza

2 cucharadas de agua filtrada tibia

1 camote, rallado o en fideos (usando un espiralizador)

1 cebolla pequeña, pelada y rebanada

3 cucharadas de harina de arroz blanco

1 cucharada de arrurruz

½ cucharadita de sal de mar o sal rosa del Himalaya

1 cucharada de aceite de coco, derretido

Espray para cocinar de aceite de aguacate o girasol

8 tallos de espárragos, cortados por la mitad a lo largo

2 rábanos rojos, en rebanadas finas

1 aguacate, pelado y machacado con un poco de limón y una pizca de sal

4 rebanadas (60 gramos cada una) de pavo o pechuga de pollo cocidos[*]

Pimienta negra molida, al gusto

1 cebollín picado (opcional)

---

[*]   Usa pavo o pollo de libre pastoreo o criados con pastura.

En una taza o tazón pequeño, combina la harina de linaza con 2 cucharadas de agua filtrada tibia. Deja en remojo durante unos 5 minutos.

Coloca el camote y la cebolla en un tazón grande con la harina de arroz blanco, el arrurruz, la sal y el aceite de coco derretido. Mezcla hasta que esté bien combinado. Agrega la harina de linaza previamente remojada y mezcla bien.

Enciende la plancha para wafles a la configuración más alta según el manual de instrucciones. Una vez lista, rocíala con el aceite de aguacate o de girasol. Agrega ⅓ de taza de la mezcla de camote a la plancha para wafles, esparciendo cuidadosamente para que una capa delgada llene las cavidades. Cierra la tapa y cocina por 5 minutos. La plancha puede indicar que está listo antes, pero permite que la mezcla de camote se haga lo más cerca posible de 5 minutos sin quemarse. Una vez crujiente, reserva el wafle en una rejilla para enfriar. Repite hasta utilizar toda la masa. Reserva los wafles en una rejilla y mantenlos calientes en el horno a baja temperatura.

Desecha los extremos fibrosos de los espárragos y corta los tallos para que tengan la longitud de los wafles. Coloca los espárragos y los rábanos en una olla pequeña con agua hirviendo. Déjalos cocerse de 1 a 2 minutos, o hasta que las verduras estén suaves, pero no blandas. Escurre y reserva.

Para servir como comida, extiende cantidades iguales de aguacate machacado sobre las cuatro tostadas. Cubre con cantidades iguales de espárragos y rábanos. Enrolla cada tira de pollo (o pavo) y córtala por la mitad. Coloca dos trozos de pollo enrollado encima de cada tostada. Adorna con una pizca de pimienta negra y una pizca de cebollín picado.

Como refrigerio, sirve como se indica arriba, pero con sólo 1 waffle tostado.

Hamburguesa pavegetariana

PORCIONES: 4 (1 HAMBURGUESA) COMO COMIDA

PORCIONES: 8 (1 HAMBURGUESA PEQUEÑA) COMO REFRIGERIO

TIEMPO DE PREPARACIÓN: 10 minutos

TIEMPO DE COCCIÓN: 10 minutos

Mi forma favorita de comer una hamburguesa molida es con un montón de verduras mezcladas. Además de su excelente sabor, esta también es una forma fantástica de incluir más verduras en tu dieta. Esta mezcla de pavo y verduras se puede almacenar en el refrigerador hasta por cinco días o en el congelador por dos semanas, lo que la hace particularmente útil para los momentos en que tienes poco tiempo para preparar una comida.

¼ de taza de semillas de girasol sin cáscara

2 tazas de agua filtrada para remojar

2 chalotes pelados, divididos

1 calabacita pequeña, picada en trozos

¼ de taza de perejil, sin tallos gruesos

1 zanahoria, picada en trozos

2 hojas de col rizada sin tallos o 1 taza de espinacas comprimidas

10 champiñones cremini o blancos, divididos

½ cucharadita de estragón seco (opcional)

½ cucharadita de ajo granulado

¼ de cucharadita de comino molido

½ cucharadita de albahaca seca

½ cucharadita de sal de mar o sal rosa del Himalaya

½ kilo de carne blanca molida de pavo (o pollo)[*]

2 cucharadas de aceite de aguacate, dividido

---

[*]   Usa pavo o pollo de libre pastoreo o criados con pastura.

4 hojas verdes de lechuga

1 aguacate, sin semilla, en rebanadas

VINAGRETA DE LIMÓN

¼ de taza de jugo de limón

1 cucharadita de aceite de linaza

1 cucharada de hojuelas de levadura nutricional

¼ de cucharadita de sal de mar o sal rosa del Himalaya

¼ de cucharadita de pimienta negra molida

¼ de cucharadita de ajo granulado

1 microcuchara de stevia en polvo o 1 gota de stevia líquida

½ taza de aceite de oliva extra virgen

Coloca las semillas de girasol en un tazón grande con 2 tazas de agua para remojar durante 6 horas como mínimo o toda la noche. Escurre, enjuaga y reserva.

Coloca las semillas remojadas, 1 chalote, la calabacita, el perejil, la zanahoria, la col rizada (o espinacas), 4 champiñones, el estragón, el ajo granulado, el comino, la albahaca y la sal en un procesador de alimentos, y pulsa hasta que estén bien picados.

En un tazón grande, mezcla el pavo con las verduras picadas hasta que esté bien incorporado. Forma cuatro hamburguesas del mismo tamaño y colócalas en una bandeja para hornear. Para las porciones de refrigerio, forma ocho hamburguesas más pequeñas iguales en tamaño.

En una sartén grande a fuego medio, agrega 1 cucharada de aceite de aguacate. Una vez caliente, coloca las hamburguesas y déjalas freír hasta que estén doradas, aproximadamente 3 minutos. Voltea y repite para el otro lado, aproximadamente 3 minutos o hasta que estén completamente cocidas.

Mientras se cocinan las hamburguesas, rebana los 6 champiñones restantes y corta finamente el chalote restante. En una sartén más pequeña, agrega una cucharada de aceite de aguacate y los champiñones y el chalote rebanados. Fríe hasta que se doren ligeramente por ambos lados. Reserva.

Para el aderezo: Coloca el jugo de limón, el aceite de linaza, las hojuelas de levadura nutricional, la sal, la pimienta negra, el ajo granulado, la stevia y el aceite de oliva extra virgen en un tarro de vidrio. Cierra la tapa y agita vigorosamente hasta que esté bien mezclado.

Para servir como comida, agrega una cucharada de aderezo a cada hoja de lechuga y cubre con una hamburguesa del tamaño de una comida. Distribuye uniformemente el aguacate en rebanadas y cubre con los champiñones y chalotes cocidos.

Para un refrigerio, sirve como se indica, pero corta cada hoja de lechuga a la mitad y cubre con una hamburguesa para refrigerio.

Bocaditos de Bella

PORCIONES: 2 COMO COMIDA

PORCIONES: 4 COMO REFRIGERIO

TIEMPO DE PREPARACIÓN: 5 minutos

TIEMPO DE COCCIÓN: 15 minutos

Este plato está inspirado en el estilo de cocina Shake 'n Bake, tan popular en la década de 1970. Esta versión sin gluten utiliza semillas en lugar de pan molido para darle al pollo una textura crujiente. No limites este plato a sólo pollo. ¡También puedes usar pescado! Estos bocaditos están tan llenos de sabor que no necesitan salsa.

Espray de aceite de aguacate, para sartén

½ taza de pepitas (semillas de calabaza) crudas

¼ de cucharadita de menta seca

¼ de cucharadita de cilantro molido

¼ de cucharadita de pimienta negra molida

½ cucharadita de semillas de hinojo

½ cucharadita de semillas de comino

½ cucharadita de perejil seco

½ cucharadita de cebolla granulada

½ cucharadita de sal de mar o sal rosa del Himalaya

1 cucharada de levadura nutricional

225 gramos de pollo en tiras, pechuga de pollo o filetes de pescado de agua dulce[*]

1 cucharada de aceite de oliva extra virgen

---

[*]   Usa pollo de libre pastoreo o criado con pastura o pescado capturado en el medio natural. (Véase www.seafoodwatch.org/seafoodrecommendations).

Precalienta el horno a 200°C. Rocía ligeramente una bandeja para hornear con aceite de aguacate.

Prepara la corteza: Coloca las pepitas crudas, la menta seca, el cilantro molido, la pimienta negra, las semillas de hinojo, las semillas de comino, el perejil seco, la cebolla granulada, la sal y la levadura nutricional en el tazón de un procesador de alimentos, y muele hasta que queden muy finos. Vacía en un tazón mediano.

Corta las tiras o pechuga de pollo o filetes de pescado en trozos pequeños. Coloca en un tazón pequeño con el aceite de oliva. Revuelve para mezclar.

Revuelca un par de trozos de pollo o pescado en la mezcla para empanizar hasta que ambos lados estén bien cubiertos. Coloca en la bandeja engrasada y repite con las otras piezas. Coloca la bandeja en el horno y déjala durante 5 a 7 minutos. Voltea, usando una espátula delgada, y hornea otros 5 a 7 minutos o hasta que el pollo o el pescado estén completamente cocidos. Su grosor determinará el tiempo de cocción.

Retira del horno y deja enfriar durante unos dos o tres minutos antes de servir.

Si lo sirves como comida, acompaña con una guarnición de verduras apropiadas para pitta.

Tabbule de quinoa

PORCIONES: 2 COMO PLATO PRINCIPAL

PORCIONES: 4 COMO REFRIGERIO

TIEMPO DE REMOJO: 1 hora o toda la noche

TIEMPO DE PREPARACIÓN: 5 minutos

TIEMPO DE COCCIÓN: 20 minutos

La quinoa es un grano ancestral originario de América del Sur. Con un alto contenido de proteínas y un sabor a nuez, es un excelente sustituto sin gluten del trigo bulgur en esta ensalada refrescante y llena de inspiración libanesa.

½ taza de quinoa cruda

¾ de taza de agua filtrada y más para remojar

1 zanahoria, picada en trozos

1 rábano rojo

1 diente de chalote, picado

1 manojo de perejil italiano, sin tallos gruesos (aproximadamente 1 taza)

8 hojas de menta fresca

2 cucharadas de jugo de limón

4 cucharadas de aceite de oliva extra virgen

½ taza de pepino cortado en cubitos

½ taza de jícama picada (opcional)

½ cucharadita de sal de mar o sal rosa del Himalaya

½ cucharadita de zumaque (opcional)

En un tazón mediano, combina la quinoa con suficiente agua filtrada para cubrir. Deja en remojo durante un mínimo de 1 hora o toda la noche. Usa un colador de malla fina para escurrir el agua. Reserva la quinoa.

Coloca la quinoa en una sartén grande y seca a fuego medio para secarla. Observa atentamente la sartén, revolviendo la quinoa con una espátula de madera para que no se queme, durante unos 5 minutos.

Pon ¾ de taza de agua filtrada en una olla mediana y hierve. Agrega la quinoa, tapa y vuelve a hervir. Apaga el fuego y tapa la olla por un mínimo de 15 minutos o hasta que se haya absorbido toda el agua.

Mientras se cocina la quinoa, coloca la zanahoria, el rábano, el chalote, el perejil y las hojas de menta en el tazón de un procesador de alimentos. Pulsa hasta que quede picado, pero no batido.

Vacía la quinoa todavía tibia en un tazón grande, con las verduras picadas, el pepino, la jícama, el aceite de oliva extra virgen, el jugo de limón, la sal y el zumaque. Mezcla hasta que esté bien incorporado.

Para una comida, coloca dos porciones iguales en platos o guarda una para otra comida. Acompaña con una guarnición de vegetales apropiada para pitta dosha.

Para un refrigerio, coloca una cuarta parte del tabbule en un plato y refrigera el resto.

Nota: Aunque el tabbule se come tradicionalmente frío, agregar las verduras a la quinoa tibia les permite cocerse ligeramente al vapor antes de comer, lo cual es importante para aquellos con pitta dosha. A partir de entonces, el plato se puede comer frío si así lo deseas.

Falsa pakora

PORCIONES: 2 O 3 (6 O 7 HAMBURGUESAS) COMO COMIDA

PORCIONES: 5 (4 HAMBURGUESAS) COMO REFRIGERIO

TIEMPO DE PREPARACIÓN: 5 minutos

TIEMPO DE COCCIÓN: 25 minutos

Esta receta se inspiró en el falafel egipcio y levantino y la pakora india, los cuales generalmente son fritos en aceite. En lugar de ello, esta versión más saludable es horneada. Está hecho con muchas verduras y sólo un poco de harina de garbanzo. Come las hamburguesas secas, o combínalas con pesto o salsa de chimichurri (página 272).

Espray de aceite de aguacate, para sartén

2 cucharadas de aceite de oliva extra virgen

1 camote, picado en trozos

½ cabeza de coliflor, picada en trozos

1 cebolla mediana, en rebanadas finas

1 cucharadita de jengibre rallado fresco

1 taza de espinacas picadas

¼ de taza de cilantro picado

½ cucharadita de cúrcuma molida

½ cucharadita de semillas de comino

1 cucharadita de sal de mar o sal rosa del Himalaya

½ cucharadita de zumaque

1 ½ tazas de harina de garbanzo

¼ a ½ taza de agua filtrada

Precalienta el horno a 220°C. Rocía ligeramente una bandeja para hornear con aceite de aguacate.

Coloca 2 cucharadas de aceite de oliva, el camote, la coliflor, la cebolla, el jengibre fresco, las espinacas, el cilantro, la cúrcuma molida, la semilla de comino, la sal, el zumaque y la harina de garbanzo en el tazón de un procesador de alimentos. Pulsa hasta que estén bien mezclados, pero aún poco molidos. Si la mezcla parece demasiado seca, agrega ¼ de taza de agua y pulsa nuevamente. Si aún está demasiado seca, agrega otro ¼ de taza de agua y pulsa.

Con una cuchara, saca 20 porciones, forma hamburguesas y colócalas en la bandeja para hornear engrasada.

Hornea durante 10 minutos, luego usa una espátula para voltear las hamburguesas. Rocía con aceite de aguacate o cubre con la brocha cada pieza con más aceite de oliva y hornea otros 15 minutos, hasta que estén doradas.

Dejar enfriar en la bandeja durante 5 minutos antes de comer. Guarda las hamburguesas sobrantes en un recipiente con tapa en el refrigerador hasta por dos semanas o en el congelador hasta por dos meses.

Si lo sirves como comida, acompáñalo con una verdura apropiada para pitta dosha como guarnición.

Recetas kapha

Batidos

Las personas con una constitución kapha deben evitar las comidas y bebidas frías. Usa agua filtrada, leches vegetales y agua de coco a temperatura ambiente. Deja que tu batido alcance la temperatura ambiente antes de beberlo. Si usas frutas del bosque congeladas u otras frutas, deja también que alcancen la temperatura ambiente. Algunas de las recetas de batidos calientan ciertos ingredientes por este motivo.

Todas las recetas de batidos son para dos porciones. A no ser que estés haciendo El Método CLEAN7 con alguien más, refrigera una porción y tómala por la noche o más tarde ese mismo día. O reduce a la mitad la receta si deseas probar un batido diferente para la cena.

La mayoría de las siguientes recetas de batidos requieren remojar las nueces o legumbres durante al menos 6 horas y hasta 24 horas. Acostúmbrate a remojarlas la noche anterior cuando planees hacer un cierto batido. Sin embargo, el Batido selva negra no requiere remojo y los batidos Fuerte de la isla y De salud necesitan sólo 10 minutos de remojo.

Si olvidaste remojar los ingredientes, los batidos Fuerte de la isla y Selva negra no requieren remojo previo y el Batido de salud sólo requiere 10 minutos de remojo.

Batido fuerte de la isla

PORCIONES: 2

TIEMPO DE PREPARACIÓN: 5 minutos

TIEMPO DE COCCIÓN: 2 minutos

Inspirado en el lassi, la bebida de mango servida tradicionalmente en los restaurantes indios, mi versión sin lácteos utiliza leche de arroz. El jugo y la ralladura de limón ayudan a que el sabor resalte. Este batido sustituye con papaya, otra fruta isleña, el mango, que aquellos con kapha dosha deben evitar. En lugar de leche de arroz, sustituye con ¼ de taza de arroz basmati cocido y 400 mililitros de agua. Si usas papaya congelada, deje que el batido alcance la temperatura ambiente antes de beberlo.

2 tazas de leche de arroz sin endulzar y sin sabor

4 albaricoques secos sin azufre

¾ de taza de papaya fresca o congelada

1 cucharada de semillas de chía

½ cucharadita de jugo de limón

Pizca de ralladura de limón

½ cucharadita de jengibre rallado fresco

1 microcuchara de stevia en polvo o 2 gotas de stevia
 líquida

Remoja las semillas de chía en un tazón con la leche de arroz durante 10 minutos o hasta que las semillas se suavicen.

Calienta la leche de arroz con las semillas de chía y los albaricoques secos, más la papaya (sólo si está congelada) en una olla pequeña durante unos 2 minutos hasta que esté tibia, pero sin que hierva.

Coloca la leche tibia de arroz, las semillas de chía, los albaricoques y la papaya, además del jugo y la ralladura de limón, el jengibre rallado y la stevia en la licuadora, utiliza la velocidad alta. Mezcla hasta que esté suave.

Divide en dos vasos y sirve a temperatura ambiente.

Batido calmante

PORCIONES: 2

TIEMPO DE REMOJO: 6 horas o toda la noche

TIEMPO DE PREPARACIÓN: 5 minutos

TIEMPO DE COCCIÓN: 2 minutos

Los girasoles producen felicidad. Quizá por eso me encanta mezclar semillas de girasol en los batidos. Remojar las semillas las hace más nutritivas y suaves. Las almendras blanqueadas están bien para kapha dosha si se comen con moderación extrema. Por esta razón la leche de arroz es una opción, o sustituirla con una ½ taza de arroz basmati cocido con 400 mililitros de agua filtrada.

½ taza de semillas de girasol sin cáscara

2 tazas de agua filtrada

1 cucharada de semillas de chía

2 tazas de leche de almendras o de arroz sin endulzar y sin sabor

2 cucharadas de puré de calabaza enlatado, 100 % (no mezcla para pay de calabaza)

¼ de cucharadita de canela

¼ de cucharadita de polvo de cardamomo (opcional)

½ cucharadita de extracto de vainilla sin alcohol o vainilla en polvo (vainilla molida)

1 microcuchara de stevia en polvo o 2 gotas de stevia líquida

½ taza de jugo de granada (100 % jugo, no de concentrado)

En un tazón mediano, remoja previamente las semillas de girasol en suficiente agua para cubrirlas y dejar que se expandan (aproximadamente 2 tazas de agua). Remoja durante al menos 6 horas o toda la noche.

Escurre y reserva las semillas.

Remoja las semillas de chía en una olla pequeña con la leche de almendras durante 10 minutos o hasta que se suavicen. No las escurras.

Transfiere la mezcla de leche de almendras y semillas de chía a la estufa y cuece a fuego medio durante aproximadamente 2 minutos hasta que esté caliente, pero no hirviendo.

Vierte en la licuadora, utiliza la velocidad alta, y agrega las semillas de girasol escurridas, el puré de calabaza, la canela, el polvo de cardamomo opcional, el extracto de vainilla, la stevia y el jugo de granada. Mezcla hasta que esté suave.

Batido de leche de tigre

PORCIONES: 2

TIEMPO DE REMOJO: 24 horas

TIEMPO DE PREPARACIÓN: 5 minutos

Esta es mi interpretación de la horchata, una bebida latina a base de granos también conocida como néctar de los dioses. Las nueces de tigre no son en realidad nueces, sino tubérculos con un sabor dulce que recuerda al coco. Las nueces de tigre requieren un tiempo de remojo más largo que las nueces, semillas o legumbres. Si no las encuentras, sustitúyelas con crema de semilla de girasol.

¼ de taza de nueces de tigre (peladas, idealmente) o 1 cucharada de crema de semilla de girasol sin endulzar

2 ¾ tazas de agua, divididas

1 cucharada de semillas de chía

1 taza de leche de arroz sin endulzar y sin sabor

¼ de taza de arroz basmati cocido

3 dátiles, sin semilla, o 1 microcuchara de stevia en polvo o 2 gotas de stevia líquida

½ cucharadita de canela

½ cucharadita de extracto de vainilla sin alcohol o vainilla en polvo (vainilla molida)

Pizca de sal de mar o rosa del Himalaya

Pizca de cardamomo en polvo (opcional)

Pizca de jengibre en polvo (opcional)

Pizca de cúrcuma en polvo (opcional)

En un tazón mediano, remoja las nueces de tigre en 2 tazas de agua durante un mínimo de 24 horas. Escurre y reserva.

Coloca las semillas de chía en un tazón pequeño con la leche de arroz. Deja en remojo durante 10 minutos o hasta que las semillas se suavicen. Reserva sin drenar.

Agrega las semillas de chía remojadas y la leche de arroz, las nueces de tigre remojadas, el arroz basmati, los dátiles, ¾ de taza de agua, la canela, el extracto de vainilla y la sal a la licuadora, utiliza la velocidad alta. Mezcla hasta que esté suave.

Vierte en dos vasos y sirve a temperatura ambiente. Espolvorea con una pizca de cardamomo, jengibre y cúrcuma opcionales, si lo deseas.

Batido de explosión de frutas del bosque

PORCIONES: 2

TIEMPO DE REMOJO: 6 horas

TIEMPO DE PREPARACIÓN: 5 minutos

Las frutas del bosque son sabrosas sin ser demasiado dulces, o al menos tan dulces como muchas otras frutas. La única que está fuera de los límites durante la limpieza es la fresa. Por lo demás, elige la mezcla de frutas del bosque que más te guste.

¼ de taza de semillas de girasol sin cáscara

1 ½ tazas de agua filtrada

1 cucharada de semillas de chía

1 1¼ tazas de leche de arroz sin endulzar

1 taza de frutas del bosque mezcladas, frescas o congeladas
   (frambuesa, mora azul y zarzamora)

½ taza de espinacas crudas

1 cucharada de jugo de limón

½ cucharadita de jengibre rallado fresco

1 microcuchara de stevia en polvo o 2 gotas de stevia líquida

Remoja las semillas de girasol en el agua filtrada durante 6 horas o toda la noche. Escurre y reserva las semillas.

Remoja las semillas de chía en un tazón con la leche de arroz durante 10 minutos o hasta que las semillas se suavicen. No las escurras. Resérvalas.

Agrega la leche de arroz y las semillas de chía, junto con las semillas de girasol remojadas, las frutas del bosque, las espinacas, el jugo de limón, el jengibre rallado y la stevia a la licuadora, utiliza la velocidad alta. Mezcla hasta que esté suave.

Divide en dos vasos y sirve. Si utilizas frutas del bosque congeladas, espera a que el batido alcance la temperatura ambiente.

Batido selva negra

PORCIONES: 2

TIEMPO DE PREPARACIÓN: 5 minutos

TIEMPO DE COCCIÓN: 1 minuto

Cuando necesites una dosis de chocolate, busca este batido. Debido a que es procesado, el chocolate con alto contenido de azúcar no es compatible con el Ayurveda, pero el polvo de cacao crudo sí. Un toque de cereza y algo de grasa saludable saciará tus antojos y te causará plenitud. Siempre puedes sustituir la leche de arroz con ½ taza de arroz basmati cocido y 400 mililitros de agua. Este batido no requiere remojo previo, lo que lo hace útil para las mañanas a la carrera.

2 tazas de leche de arroz sin endulzar y sin sabor

1 cucharada de cacao crudo en polvo

½ taza de cerezas congeladas (aproximadamente 10 cerezas)

¼ de taza de puré de calabaza enlatado, 100 % (no mezcla para
   pay de calabaza), o calabaza mantequilla enlatada

1 microcuchara de stevia en polvo o 2 gotas de stevia líquida

Calienta la leche de arroz en una olla pequeña con las cerezas congeladas en la estufa hasta que esté tibia, pero no hirviendo, unos 2 minutos.

Agrega la leche de arroz tibia con cerezas, el cacao en polvo, el puré de calabaza y la stevia a la licuadora, utiliza la velocidad alta y mezcla hasta que quede suave.

Para servir, vierte en dos vasos.

Batido detoxificante

PORCIONES: 2

TIEMPO DE REMOJO: 6 horas o toda la noche

TIEMPO DE PREPARACIÓN: 5 minutos

TIEMPO DE COCCIÓN: 35 minutos (si usas una olla de presión)

El frijol mungo es tridóshico, lo que significa que es equilibrante con los tres doshas. Es una herramienta poderosa para la detoxificación y también fomenta un aumento del metabolismo. Esta bebida suave y tibia es como una sopa. Asegúrate de beber mucha agua durante todo el día después.

½ taza de frijol mungo verde seco

6 tazas de agua filtrada, dividida

1 cucharadita de aceite de coco

½ cucharadita de semillas de comino

¼ de cucharadita de semillas de hinojo

¼ de cucharadita de cúrcuma en polvo

¼ de cucharadita de cilantro en polvo

2 cucharadas de jugo de limón

¼ de cucharadita de sal negra o dulse

En un tazón mediano, remoja el frijol mungo en aproximadamente 2 tazas de agua filtrada (o suficiente para cubrirlos, con espacio para que se expandan) durante al menos 6 horas o toda la noche. Escurre y reserva los frijoles.

En la estufa: Agrega el aceite de coco a una olla mediana y ponlo a fuego medio. Una vez que el aceite se haya calentado, agrega el comino, el hinojo, la cúrcuma y el cilantro. Déjalo hacerse por 1 minuto o hasta que esté fragante. Agrega el frijol mungo remojado y 4 tazas de agua. Cuando hierva, baja la temperatura, tapa la olla y deja a fuego lento hasta que esté cocido, aproximadamente 2 horas.

En una olla multiprograma: Pon la olla a saltear. Agrega el aceite, deja que se caliente. Luego agrega el comino, el hinojo, la cúrcuma y el cilantro. Déjalo hacerse por 1 minuto o hasta que esté fragante. Agrega el frijol mungo remojado y 4 tazas de agua. Presiona Cancelar. Cubre la olla con la tapa y presiona el botón Bean (Frijoles) (o configura para 30 minutos). La unidad sonará cuando los frijoles estén listos.

Destapa la olla que utilices, vierte los frijoles y el líquido en una licuadora de tamaño apropiado, utiliza la velocidad alta. Agrega la sal, 1 cucharada de jugo de limón y asegura la tapa. Como precaución, coloca una toalla doblada sobre la tapa de la licuadora antes de encender el aparato. Los líquidos calientes tienden a saltar hacia la tapa y pueden quemarte la mano. Con la toalla en su lugar, muele hasta que la mezcla forme una sopa suave. Prueba y agrega más jugo de limón si deseas un sabor más luminoso.

Para servir, vierte en dos tazas.

Batido de salud

PORCIONES: 2

TIEMPO DE REMOJO: 10 minutos

TIEMPO DE PREPARACIÓN: 10 minutos

Este batido maximiza la densidad de nutrientes de los vegetales verdes con ácidos grasos omega-3 en forma de semillas de chía. Piensa que es como una ensalada líquida con un aderezo realmente saludable. Una excelente manera de comenzar el día, te dejará con mucha energía y con la cabeza despejada.

1 cucharada de semillas de chía

150 mililitros de agua de coco

200 mililitros de agua filtrada

½ taza de floretes y tallos de coliflor

1 trozo de pepino pelado de 8 centímetros

1 cabeza pequeña de lechuga orejona, aproximadamente
    2 tazas

½ taza de espinacas comprimidas

¼ de taza de hojas de perejil comprimidas, sin tallos gruesos

2 cucharadas de jugo de limón

1 manzana verde pequeña, pelada y sin corazón

1 microcuchara de stevia en polvo o 2 gotas de stevia líquida

Pizca de sal de mar o sal rosa del Himalaya

Remoja las semillas de chía con el agua de coco en un tazón pequeño durante 10 minutos o hasta que las semillas se suavicen. Reserva sin drenar.

Mientras tanto, en una olla pequeña a fuego alto, pon al vapor la coliflor sobre agua filtrada hasta que se suavice (aproximadamente 3 minutos). Escurre y reserva para enfriar.

Pela el pepino, prepara la lechuga, las espinacas y el perejil, y pela y descorazona la manzana.

Agrega el agua de coco con las semillas de chía, la coliflor cocida, el pepino, la lechuga, la espinaca, el perejil, el jugo de limón, la manzana y la stevia a la licuadora, utiliza la velocidad alta. Mezclar hasta que esté suave. Agrega agua adicional si deseas un batido más líquido.

Para servir, vierte en dos vasos.

Comidas y refrigerios kapha

Varias de las recetas kapha requieren remojar semillas, nueces o legumbres durante al menos 6 horas o toda la noche. Acostúmbrate a hacerlo la noche previa a preparar un plato. La mayoría de las recetas son para dos porciones de comida, pero si estás tomando una como refrigerio (o comida ligera), tendrás cuatro porciones para refrigerio. Cada receta proporciona el número de porciones tanto para comida como para refrigerio. Salvo que estés haciendo El Método CLEAN7 con alguien más, puedes tomar una porción de comida y refrigerar la otra mitad para el día siguiente. Algunas requieren una guarnición de verduras apropiada para kapha dosha a fin de completar la comida. Si preparas una receta como refrigerio, generalmente tendrás tres porciones de refrigerio para enfriar o congelar para otro momento. Teniendo predominio de kapha, querrás limitar los alimentos y bebidas refrigerados. Las comidas calientes o a temperatura ambiente son ideales.

Tacos callejeros de garbanzos

PORCIONES: 2 (2 TACOS) COMO COMIDA

PORCIONES: 4 (1 TACO) COMO REFRIGERIO

TIEMPO DE PREPARACIÓN: 10 minutos (activo)

TIEMPO DE COCCIÓN: 20 minutos

No extrañarás el maíz con estos deliciosos tacos. El panqueque de garbanzos se dobla de la misma manera que un taco suave. Una sabrosa salsa latina de hierbas llamada chimichurri remplaza a la salsa picante. ¡Tal vez te guste tanto que quieras ponérsela a todo!

½ taza de harina de garbanzo

½ taza de agua filtrada

¼ de cucharadita de sal de mar o sal rosa del Himalaya

¼ de cucharadita de bicarbonato de sodio

1 cucharadita de cebollín picado (sólo la parte verde)

1 cucharada de aceite de almendras (dividido)

170–225 gramos de pechuga de pollo, cortada en cubos[*]

1 diente de ajo, en rebanadas finas

1 rábano rojo, en rebanadas finas

¼ de taza de champiñones blancos o cremini picados

¼ de taza de calabacita picada

½ taza de espinacas

1 cucharadita de hojuelas de levadura nutricional (opcional)

SALSA DE CHIMICHURRI

1 cebollín, picado en trozos

½ taza de perejil italiano, sin tallos gruesos

---

[*]   Usa sólo pollo de libre pastoreo o criado con pastura.

¼ de taza de cilantro, sin tallos gruesos

1 chalote (aproximadamente del tamaño de una cuchara sopera),
   pelado y picado en trozos

¼ de taza de jugo de limón

¼ de taza de aceite de girasol

¼ de cucharadita de sal negra o dulse, al gusto

Prepara los panqueques: En un tazón mediano, bate la harina de garbanzo, el agua, la sal, el bicarbonato de sodio y el cebollín picado hasta que estén suaves. Reserva.

En una sartén grande, calienta 2 cucharaditas de aceite de almendras a fuego medio. Una vez caliente, agrega el pollo y el ajo. Deja dorar por un total de aproximadamente 3 minutos. Agrega los champiñones, la calabacita, el rábano y las espinacas, y déjalo 2 minutos más, asegurándote de que el pollo esté completamente cocido. Retira la sartén del quemador, tapa y reserva.

Prepara la salsa de chimichurri: Agrega el cebollín, el perejil, el cilantro, el chalote y el jugo de limón al tazón de un procesador de alimentos y pulsa hasta que estén bien picados. Luego, rocía el aceite de girasol a través del conducto del procesador de alimentos mientras está en funcionamiento hasta que esté bien incorporado. Con una espátula flexible, vacía el contenido en un recipiente o tazón de tamaño apropiado. Agrega la sal o dulse y reserva.

Coloca una sartén grande de hierro fundido o antiadherente a fuego medio sobre la estufa. Agrega aproximadamente una cucharadita de aceite de girasol. Cuando una gota de agua chisporrotea cuando cae en la sartén, está lo suficientemente caliente para hacer los panqueques. Con una taza medidora de ¼ de taza, vierte la mezcla de garbanzos en la sartén caliente, extendiendo hasta que tenga el tamaño de una tortilla pequeña.

Cuece durante 30 a 40 segundos hasta que veas pequeñas burbujas formándose en la parte superior. Usando una espátula delgada, voltea la tortilla y cuece por otros 30 a 40 segundos. Retira a un plato. Repite con el resto de la masa para hacer 3 tortillas más.

Para servir como plato principal, coloca 2 tortillas en cada plato. Distribuye uniformemente el pollo y las verduras sobre las 4 tortillas. Rocía ½ cucharadita de salsa de chimichurri sobre cada taco y espolvorea con una pizca de levadura nutricional opcional.

Para servir como refrigerio, coloca 1 tortilla en cada plato, siguiendo las instrucciones anteriores.

Refrigera los sobrantes de pollo y verduras en un recipiente con tapa. Coloca un trozo de papel pergamino entre cada tortilla, colócalas en un recipiente separado con tapa y refrigera.

Kitchari

PORCIONES: 2 COMO COMIDA

PORCIONES: 4 COMO REFRIGERIO

TIEMPO DE REMOJO: 6 horas o toda la noche

TIEMPO DE PREPARACIÓN: 7 minutos

TIEMPO DE COCCIÓN: 30 minutos (en una olla multiprograma)

La mejor comida de detoxificación ayurvédica, este plato es tridóshico, lo que significa que es adecuado para los tres doshas. El frijol mungo amarillo es una legumbre delicada que se cocina rápidamente y es fácil de digerir. Si no lo hay en tu tienda local, puedes encontrarlo en internet.

¼ de taza de frijol mungo amarillo

¼ de taza de arroz basmati

2 tazas de agua filtrada, y más para remojar

½ cebolla pequeña

1 calabacita pequeña

1 zanahoria pequeña

2 cucharadas de aceite de almendras

½ cucharadita de semillas de comino

¼ de cucharadita de semillas de mostaza negra

¼ de cucharadita de cúrcuma molida

¼ de cucharadita de cilantro molido

½ cucharadita de sal negra o dulse

1 cucharada de jugo de limón

Cilantro, para decorar (opcional)

En un tazón mediano, combina el frijol mungo amarillo y el arroz basmati con suficiente agua para cubrir. Remoja por un mínimo de 6 horas o toda la noche. Escurre el agua y reserva el frijol.

Agrega la cebolla, la calabacita y la zanahoria al tazón de un procesador de alimentos. Pulsa hasta picarlos finamente.

En la estufa: Agrega el aceite de almendras a una olla pequeña a fuego medio. Agrega la mezcla de verduras picadas, el comino, la mostaza negra, la cúrcuma y el cilantro. Déjalo hacerse por otro minuto o dos. Agrega la mezcla de frijol y arroz y dos tazas de agua filtrada. Cuando hierva, baja la temperatura, tapa la olla y deja que hierva a fuego lento hasta que esté cocido, aproximadamente 2 horas.

En una olla multiprograma: Pon la olla a saltear. Agrega el aceite de coco y calienta. Agrega la mezcla de verduras picadas, el comino, la mostaza negra, la cúrcuma y el cilantro. Déjalo cocer por 1 a 2 minutos. Agrega la mezcla de frijol y arroz y dos tazas de agua filtrada. Presiona Cancelar. Cubre la olla con la tapa, presiona el botón Bean (Frijoles) (o configura para 30 minutos). La olla sonará cuando la comida esté lista.

Destapa la olla, agrega sal y jugo de limón, y mezcla suavemente hasta que se incorpore de manera uniforme.

Para servir como comida, divide en dos tazones y espolvorea con el cilantro picado opcional.

Para servir como refrigerio, vierte una cuarta parte en cada tazón pequeño y espolvorea con el cilantro picado opcional.

Sándwich abierto Waffle Hash

PORCIONES: 2 (2 TOSTADAS) COMO COMIDA

PORCIONES: 4 (1 TOSTADA) COMO REFRIGERIO

TIEMPO DE PREPARACIÓN: 10 minutos

TIEMPO DE COCCIÓN: 10 minutos

Una versión más saludable del pan tostado con aguacate, esta receta es más fácil de hacer con una plancha para waffles, pero si no tienes una, prepáralos como si fueran panqueques. La harina de linaza proporciona la adherencia que normalmente da el huevo. Asegúrate de que las alubias cannellini contengan sólo frijoles blancos, agua y algas kombu. Esta receta supone un total de 4 tostadas, con 2 por porción (o 4 refrigerios). Sin embargo, dado que las calabazas mantequilla varían en tamaño, puedes terminar con más de 4 tostadas. Reserva las tostadas adicionales y guárdalas en un recipiente sellado en el refrigerador durante una semana o hasta un mes en el congelador. Recalienta en la tostadora a baja temperatura antes de agregarles una cobertura.

1 cucharada de harina de linaza

2 cucharadas de agua filtrada tibia

1 calabaza mantequilla, pelada, sin semillas y rallada o en fideos
  (usando un espiralizador)

1 cebolla pequeña, pelada y rebanada

3 cucharadas de harina de arroz blanco

1 cucharada de arrurruz

½ cucharadita de dulse

1 cucharada de aceite de almendras

Espray de aceite de girasol

8 tallos de espárragos, cortados por la mitad a lo largo

2 rábanos rojos, en rebanadas finas

1 lata (425 gramos) de frijoles cannellini cocidos

1 cucharadita de jugo de limón

4 rebanadas de pavo o pechuga de pollo cocidos[*]

   (aproximadamente 60 gramos por pan tostado)

1 cebollín picado (opcional)

Pimienta negra molida, al gusto

En un tazón pequeño, combina la harina de linaza con 2 cucharadas de agua filtrada tibia. Remoja durante unos 5 minutos.

Coloca la calabaza y la cebolla en un tazón grande con la harina de arroz, el arrurruz, el dulse y el aceite de almendras. Mezcla hasta que esté bien combinado. Agrega la harina de linaza previamente remojada y mezcla bien.

Enciende la plancha para wafles a la configuración más alta según el manual de instrucciones. Rocíala con aceite de girasol. Agrega ⅓ de taza de la mezcla de camote a la waflera. Extiende cuidadosamente para que una capa delgada llene las cavidades. Cierra la tapa y deja cocer por 5 minutos. La plancha puede decir que está listo, pero permite que la mezcla de camote se haga el mayor tiempo posible sin quemarse. Una vez crujiente, retira y colócalo en una rejilla para enfriar. Repite hasta utilizar toda la masa.

Desecha los extremos fibrosos de los espárragos. Corta los tallos para que abarquen la longitud del waffle. Cuece al vapor los espárragos y los rábanos sobre agua hirviendo por 1 a 2 minutos hasta que estén suaves pero no blandos. Retira y reserva las verduras.

Escurre y enjuaga los frijoles. Colócalos en un tazón pequeño con el jugo de limón y machaca con un tenedor.

---

[*]   Usa pollo o pavo de libre pastoreo o criados con pastura.

Para servir como comida, extiende los frijoles machacados sobre las cuatro tostadas. Agrega capas iguales de espárragos y rábanos a cada tostada. Enrolla las rebanadas de pavo y córtalas por la mitad. Coloca dos trozos encima de cada tostada. Agrega una pizca de pimienta negra sobre cada una y decora con una pizca opcional de cebollín picado.

Como refrigerio, prepáralo como se indica pero come sólo 1 tostada.

Hamburguesa pavegetariana

PORCIONES: 4 (1 HAMBURGUESA) COMO COMIDA

PORCIONES: 8 (1 HAMBURGUESA PEQUEÑA) COMO REFRIGERIO

TIEMPO DE REMOJO: 6 horas o toda la noche

TIEMPO DE PREPARACIÓN: 15 minutos

TIEMPO DE COCCIÓN: 10 minutos

Esta es mi forma favorita de comer una hamburguesa molida: con un montón de verduras mezcladas. Además de tener un excelente sabor, esta también es una forma fantástica de incorporar más verduras a tu dieta. Esta mezcla de pavo y verduras se puede almacenar en el refrigerador hasta por 5 días o en el congelador por 2 semanas, por lo que es especialmente útil cuando tienes poco tiempo para preparar una comida.

¼ de taza de semillas de girasol sin cáscara

2 tazas de agua filtrada

2 chalotes, pelados, divididos

1 calabacita pequeña, picada en trozos

¼ de taza de perejil, sin tallos gruesos

1 zanahoria, picada en trozos

2 hojas de col rizada sin tallos o 1 taza de espinacas
   comprimidas

10 champiñones cremini o blancos, divididos

½ cucharadita de orégano seco

½ cucharadita de ajo granulado

¼ de cucharadita de comino molido

½ cucharadita de tomillo seco

½ cucharadita de dulse

½ kilo de carne blanca molida de pavo o de pollo[*]

2 cucharadas de aceite de almendras

4 hojas verdes de lechuga

1 lata (400 mililitros) de corazones de alcachofa en cuartos (en agua)

VINAGRETA DE LIMÓN

¼ de taza de jugo de limón

1 cucharadita de aceite de linaza

1 cucharada de hojuelas de levadura nutricional

¼ de cucharadita de sal negra o dulse

¼ de cucharadita de pimienta negra molida

¼ de cucharadita de ajo granulado

1 microcuchara de stevia en polvo o 1 gota de stevia líquida

½ taza de aceite de girasol

Coloca las semillas de girasol en un tazón grande con 2 tazas de agua filtrada para remojar durante al menos 6 horas o toda la noche. Escurre, enjuaga y reserva.

Coloca las semillas remojadas, 1 chalote, la calabacita, el perejil, la zanahoria, la col rizada (o espinacas), 4 champiñones, el orégano, el ajo granulado, el comino, el tomillo y el dulse en el tazón de un procesador de alimentos. Pulsa hasta quedar bien picado.

En un tazón grande, mezcla el pavo molido con las verduras picadas hasta que esté bien incorporado. Forma 4 hamburguesas del mismo tamaño (aproximadamente 140 gramos cada una) para una comida, u 8 hamburguesas pequeñas de igual tamaño para refrigerios, y colócalas en una bandeja para hornear.

---

[*]   Usa pavo o pollo de libre pastoreo o criados con pastura.

Agrega 1 cucharada de aceite de almendras a una sartén grande a fuego medio. Una vez caliente, coloca las hamburguesas en la sartén y fríe hasta que estén doradas, aproximadamente 3 minutos (2 minutos para las hamburguesas más pequeñas). Voltea y repite en el otro lado, aproximadamente otros 3 minutos (2 minutos para hamburguesas más pequeñas) o hasta que estén completamente cocidas.

Mientras se cocinan las hamburguesas, rebana los 6 champiñones restantes y corta en rebanadas finas el chalote. En una sartén más pequeña, agrega una cucharada de aceite de almendras, el champiñón y el chalote rebanados. Fríe hasta que se doren por ambos lados. Retira del fuego y reserva.

Escurre las alcachofas en cuartos.

Prepara la vinagreta de limón: Coloca el jugo de limón, el aceite de linaza, las hojuelas de levadura nutricional, la sal, la pimienta negra molida, el ajo granulado, la stevia y el aceite de girasol en un tarro de vidrio. Cierra la tapa y agita vigorosamente hasta que esté bien mezclado.

Para preparar una comida, agrega una cucharada de aderezo a cada hoja de lechuga. Coloca una hamburguesa encima. Distribuye uniformemente las alcachofas y cubre con los champiñones y chalotes cocidos.

Para armar un refrigerio, haz lo anterior, pero corta las hojas de lechuga a la mitad y omite los champiñones y chalotes cocidos.

Refrigera o congela las hamburguesas adicionales y monta en una fecha posterior.

Bocaditos de Bella

PORCIONES: 2 COMO COMIDA

PORCIONES: 4 COMO REFRIGERIO

TIEMPO DE PREPARACIÓN: 5 minutos

TIEMPO DE COCCIÓN: 15 minutos

Este plato está inspirado en el estilo de cocina Shake 'n Bake, tan popular en la década de 1970. Esta versión sin gluten utiliza semillas en lugar de pan molido para darle al pollo una textura crujiente. No limites este plato a sólo pollo. ¡También puedes usar pescado! Estos bocaditos están tan llenos de sabor que no necesitan salsa.

Espray de aceite de girasol, para sartén

½ taza de pepitas (semillas de calabaza) crudas

¼ de cucharadita de salvia en polvo

¼ de cucharadita de mostaza molida

½ cucharadita de orégano seco

½ cucharadita de tomillo seco

½ cucharadita de perejil seco

½ cucharadita de cebolla granulada

½ cucharadita de ajo granulado

½ cucharadita de sal negra o dulse

1 cucharada de levadura nutricional

225 gramos de filetes o pechuga de pollo, o filetes de pescado de agua dulce[*]

1 cucharada de aceite de almendras

---

[*] Usa pollo de libre pastoreo o criado con pastura o pescado capturado en el medio natural. (Véase www.seafoodwatch.org/seafood recommendations).

Calienta el horno a 200°C. Rocía ligeramente una bandeja para hornear con aceite de girasol.

Coloca las pepitas crudas, la salvia en polvo, la mostaza molida, el orégano seco, el tomillo seco, el perejil seco, la cebolla granulada, el ajo granulado, la sal negra y la levadura nutricional en el tazón de un procesador de alimentos y muele hasta que queden muy finos. Vacía en un tazón mediano.

Corta los filetes de pollo o pescado en trozos pequeños. Colócalos en un tazón pequeño con el aceite de almendras. Revuelve para mezclar.

Revuelca un par de trozos de pollo o pescado en el tazón con la mezcla para empanizar hasta que ambos lados estén bien cubiertos. Coloca en la bandeja engrasada y repite con las otras piezas.

Coloca la bandeja en el horno y déjala durante 5 a 7 minutos. Voltea, usando una espátula delgada, y deja otros 5 a 7 minutos o hasta que el pollo o el pescado estén completamente cocidos. Su grosor determinará el tiempo de cocción.

Retira del horno y deja enfriar durante unos 2 a 3 minutos antes de servir.

Para una comida, acompaña con verdura cocida apropiada para kapha.

Tabbule de quinoa

PORCIONES: 2 COMO COMIDA

PORCIONES: 4 COMO REFRIGERIO

TIEMPO DE REMOJO: 1 hora o toda la noche

TIEMPO DE PREPARACIÓN: 5 minutos

TIEMPO DE COCCIÓN: 20 minutos

La quinoa es un grano ancestral originario de América del Sur. Alto en proteínas, tiene un sabor a nuez. También es un excelente sustituto sin gluten del trigo bulgur en esta ensalada refrescante pero llena de inspiración libanesa.

½ taza de quinoa cruda

¾ de taza de agua filtrada y más para remojar

1 zanahoria, picada en trozos

1 pieza de rábano daikon del tamaño de un dedo (opcional)

1 rábano rojo

1 cebollín, picado en trozos

1 manojo de perejil, sin tallos gruesos (aproximadamente 1 taza)

8 hojas de menta fresca

2 cucharadas de jugo de limón

4 cucharadas de aceite de semilla de girasol

½ taza de jícama picada en cubos

½ cucharadita de sal negra o dulse

½ cucharadita de zumaque (opcional)

En un tazón mediano, combina la quinoa con suficiente agua para cubrir. Deja en remojo durante un mínimo de 1 hora o toda la noche. Usa un colador de malla fina para eliminar el agua.

Coloca la quinoa en una sartén grande y seca a fuego medio

para que se seque. Observa atentamente la sartén, mezclando la quinoa con una espátula de madera para que no se queme, durante unos 5 minutos.

Pon ¾ de taza de agua en una olla mediana, tapa y hierve. Agrega la quinoa, tapa y vuelve a hervir. Apaga el fuego y mantén la olla tapada por un mínimo de 15 minutos o hasta que se haya absorbido toda el agua.

Mientras se cocina la quinoa, coloca la zanahoria, el rábano daikon opcional, el rábano rojo, el cebollín, el perejil y las hojas de menta en el tazón de un procesador de alimentos. Pulsa hasta que quede picado, pero no batido.

Vacía la quinoa todavía tibia en un tazón grande junto con las verduras picadas, la jícama, el jugo de limón, el aceite de semilla de girasol, la sal negra y el zumaque. Mezcla hasta que esté bien incorporado.

Para una comida, coloca dos porciones iguales en dos platos o guarda una para otra comida. Sirve con una guarnición de verduras apropiada para kapha dosha.

Nota: El tabbule se come tradicionalmente frío, pero es importante que las personas con kapha dosha coman esta receta a temperatura ambiente o aún un poco tibia.

Falsa pakora

PORCIONES: 2 O 3 (6 A 7 HAMBURGUESAS) COMO COMIDA

PORCIONES: 5 (4 HAMBURGUESAS) COMO REFRIGERIO

TIEMPO DE PREPARACIÓN: 5 minutos

TIEMPO DE COCCIÓN: 25 minutos

Esta receta se inspiró en el falafel egipcio y levantino y la pakora india, los cuales generalmente son fritos en aceite. En lugar de ello, esta versión más saludable es horneada. Está hecho con muchas verduras y sólo un poco de harina de garbanzo. Come las hamburguesas secas, o combínalas con pesto o salsa de chimichurri (página 303).

Espray de aceite de girasol, para sartén

2 cucharadas de aceite de almendras

2 zanahorias, picadas en trozos

½ cabeza de coliflor, picada en trozos

1 cebolla amarilla mediana, en rebanadas finas

1 cucharadita de jengibre rallado fresco

1 taza de espinacas picadas

¼ de taza de cilantro picado

½ cucharadita de cúrcuma molida

½ cucharadita de ajo granulado

½ cucharadita de semillas de comino

½ cucharadita de fenogreco

1 cucharadita de sal negra o dulse

½ cucharadita de zumaque

1 ½ tazas de harina de garbanzo

¼ a ½ taza de agua filtrada

Calienta el horno a 220° C.

Rocía una bandeja para hornear con aceite de girasol.

Coloca 2 cucharadas de aceite de almendras, las zanahorias, la coliflor, la cebolla, el jengibre fresco, las espinacas, el cilantro, la cúrcuma molida, el ajo granulado, las semillas de comino, el fenogreco, la sal negra, el zumaque y la harina de garbanzo en el tazón de un procesador de alimentos. Pulsa hasta que estén bien mezclados, pero aún poco molidos. Si la mezcla parece demasiado seca, agrega ¼ taza de agua filtrada y pulsa nuevamente. Si todavía está demasiado seca, agrega el otro ¼ taza de agua y pulsa nuevamente.

Con una cucharada, saca 20 porciones en forma de hamburguesas y colócalas en la bandeja para hornear engrasada.

Hornea por 10 minutos. Usa una espátula para voltear. Rocía o cubre con la brocha cada pieza con más aceite de semilla de girasol y hornea otros 15 minutos, hasta que estén doradas.

Dejar enfriar en la bandeja durante 5 minutos antes de retirar.

Para una comida, divide en dos o tres porciones y sirve con una guarnición de verduras apropiada para kapha dosha.

Para refrigerio, divide en cuatro porciones.

Guarda las hamburguesas sobrantes en un recipiente sellado en el refrigerador hasta por dos semanas o en el congelador hasta por dos meses.

Comidas de celebración

Ya sea que te hayas limpiado durante siete o veintiún días, tienes una gran razón para celebrar. Cambiar de hábitos en torno a la comida no es tarea fácil, ¡pero lo hiciste! Para celebrarlo, hemos suministrado un día completo de comida, incluida una bebida alcohólica. Sin embargo, no queremos que descartes todo lo que has aprendido sobre ti durante la semana pasada, o las últimas tres. Es por eso que cada receta de celebración está aprobada para El Método CLEAN7, bueno, ¡excepto por el alcohol en el coctel de celebración! Las recetas aprobadas para El Método CLEAN7 siguen la dieta de eliminación. Pon tu música favorita y sonríe mientras preparas estas deliciosas recetas *clean*. Es tiempo de celebración. Lo nuevo que mereces.

Batido de celebración

Batido de frambuesas y crema

PORCIONES: 2

TIEMPO DE REMOJO: 10 minutos

TIEMPO DE PREPARACIÓN: 5 minutos

No puedo pensar en una mejor manera de celebrar tu semana de detoxificación que con este batido cremoso y ligeramente ácido. Usa tu polvo de proteína de vainilla sin lácteos favorito. Si las frambuesas no son lo tuyo, puedes usar cualquier fruta aprobada por El Método CLEAN7, como mora azul, mango o piña. Usa leche de coco enlatada, no la bebida en caja de cartón. Evita la leche de coco con goma guar en la lista de ingredientes.

1 cucharada de semillas de chía

1 taza de leche de coco enlatada

1 taza de frambuesas frescas o congeladas

1 taza de agua filtrada

1 cucharada de crema de semillas de marañón o nueces de la India
   sin endulzar

1 cucharadita de maca en polvo (opcional)

1 cucharada de aceite TCM (opcional)

1 cucharadita de extracto de vainilla sin alcohol o polvo de vainilla

Polvo de proteína sin lácteos (porción basada en las instrucciones
   del empaque)

4 cubitos de hielo (opcional)

Remoja las semillas de chía en un tazón con la leche de coco durante 10 minutos o hasta que se suavicen. Coloca las semillas remojadas con leche de coco, las frambuesas, el agua filtrada, la crema de semillas de marañón o nueces de la India sin endulzar, el polvo de maca opcional, el aceite TCM opcional, el extracto de vainilla, el polvo de proteína y cubitos de hielo en la licuadora, utiliza la velocidad alta y pulsa hasta que quede suave.

Vierte en dos vasos y sirve.

Desayuno de celebración

Sofrito de camote

PORCIONES: 2

TIEMPO DE PREPARACIÓN: 5 minutos

TIEMPO DE COCCIÓN: 15 minutos

Este abundante desayuno sin huevo te llenará satisfactoriamente hasta la hora del almuerzo.

4 a 6 hojas de acelga (cualquier tipo), incluidos los tallos

1 cucharada de aceite de coco

1 camote grande, pelado y cortado en cubitos (aproximadamente 2 ½ tazas)

1 cebolla amarilla pequeña, cortada en cubitos (aproximadamente ½ taza)

170 gramos de pavo molido*

1 cucharadita de sal de mar o sal rosa del Himalaya

½ cucharadita de comino molido

½ cucharadita de cúrcuma molida

½ cucharadita de tomillo seco

½ cucharadita de mostaza molida

1 cucharadita de levadura nutricional

1 a 2 cucharadas de agua filtrada

¼ de taza de semillas de marañón o nueces de la India crudas picadas

1 cucharadita de jugo de limón

1 cucharada de perejil picado fresco

---

*   Usa pavo de libre pastoreo o criado con pastura.

Pica los tallos de acelga y colócalos en un tazón pequeño. Pica las hojas de acelga y colócalas en otro tazón pequeño.

En una sartén grande a fuego medio, agrega el aceite de coco. A medida que se calienta, agrega el camote y la cebolla. Cuece por 2 minutos. Agrega el pavo molido, los tallos de acelga picados (no las hojas), la sal, el comino, la cúrcuma, el tomillo, la mostaza y la levadura nutricional. Fríe por 2 minutos, mezclando bien con una espátula de madera. Agrega el agua y cubre con la tapa para ayudar a que el camote se ablande.

Después de aproximadamente 5 minutos, retira la tapa, agrega las semillas de marañón o nueces de la India y las hojas de acelga. Déjalo hacerse por otros 2 a 4 minutos o hasta que los camotes y el pavo estén cocidos. Retira del fuego.

Rocía con el jugo de limón y mezcla bien. Divide en dos platos y decora con el perejil picado.

Almuerzo de celebración

Ensalada griega

PORCIONES: 2

TIEMPO DE PREPARACIÓN: 15 minutos

TIEMPO DE COCCIÓN: 8 a 12 minutos

Me encanta una gran ensalada. La clave para comer más ensalada es asegurarte de que sea fácil de armar y que no sean mucho más complicadas que esta ensalada de plato principal. También es una excelente manera de utilizar los sobrantes de pollo, pescado u otra fuente de proteínas. Si usas garbanzos enlatados, asegúrate de enjuagarlos bien.

170 gramos de pollo, salmón o cordero crudo*

1 cucharadita de aceite de oliva extra virgen

1 cabeza de lechuga orejona picada

½ pepino, pelado y cortado en cubitos

½ taza de garbanzos cocidos o enlatados

½ taza de aceitunas kalamata sin hueso

1 zanahoria, picada en trozos

1 tallo de apio, picado en trozos

¼ de taza de perejil picado en trozos

1 diente de ajo

VINAGRETA DE LIMÓN:

1 cucharada de jugo de limón

3 cucharadas de aceite de oliva extra virgen

---

* El pescado debe ser capturado en el medio silvestre, el pollo de libre pastoreo y el cordero alimentado con pastura.

1 cucharadita de aceite de linaza

1 cucharadita de néctar líquido de coco

¼ de cucharadita de sal de mar o sal rosa del Himalaya

¼ de cucharadita de pimienta negra molida

½ cucharadita de zumaque

Corta el pollo, el pescado o el cordero en trozos pequeños. Ponlo en una sartén con el aceite de oliva a fuego medio hasta que esté completamente cocido. O colócalo en la parrilla y cuando esté completamente cocido, rebánalo y reserva.

Coloca la lechuga orejona picada, el pepino y los garbanzos en un tazón grande.

Coloca las aceitunas, la zanahoria, el apio, el perejil y el ajo en el tazón de un procesador de alimentos. Pulsa hasta que quede bien picado. Vierte en el tazón grande con los otros ingredientes.

Sirve el jugo de limón, 3 cucharadas de aceite de oliva, el aceite de linaza, el néctar de coco, la sal de mar, la pimienta negra y el zumaque en un tarro de vidrio. Cierra bien la tapa y agita vigorosamente hasta que el aderezo esté bien mezclado.

Justo antes de servir, revuelve el aderezo con la ensalada hasta que esté ligeramente cubierto y sirve.

Refrigerio de celebración

Champiñones rellenos

PORCIONES: 2

TIEMPO DE REMOJO: 6 horas o toda la noche

TIEMPO DE PREPARACIÓN: 5 minutos

TIEMPO DE COCCIÓN: 10 minutos

Los champiñones rellenos son la comida perfecta para comer con los dedos. Fácil de preparar y lleno de sabor, este refrigerio ayudará a aumentar tu ingesta diaria de verduras.

½ taza de semillas de marañón o nueces de la India o almendras crudas

2 tazas de agua filtrada

1 taza de espinacas comprimidas

1 diente de ajo

1 diente o bulbo pequeño de chalote

½ cucharadita de cebolla granulada

½ cucharadita de sal de mar o sal rosa del Himalaya

1 cucharada de levadura nutricional

½ calabacita

½ zanahoria

6 a 8 champiñones cremini, limpios y sin tallo (guarda los tallos)

Aceite de oliva extra virgen

Remoja las semillas de marañón o nueces de la India o almendras en 2 tazas de agua, o más para cubrir, durante un mínimo de 6 horas o toda la noche. Escurre y reserva las nueces.

Precalienta el horno a 220°C. Usa una sartén apta para

horno o cubre una bandeja para hornear con borde con papel pergamino.

Prepara el relleno: Mezcla las espinacas, las nueces escurridas, el ajo, el chalote, la cebolla, la sal, la levadura nutricional, la calabacita, la zanahoria y los tallos de champiñón en un pequeño procesador de alimentos.

Coloca los champiñones con el lado redondeado hacia abajo en la sartén, agrega una cucharada colmada del relleno, rocía con un poco de aceite de oliva y hornea por 10 minutos.

Retira de la sartén, deja enfriar durante unos minutos y sirve.

Bebida de celebración

Mojito refrescante

PORCIONES: 1

TIEMPO DE PREPARACIÓN: 5 minutos

No bebo alcohol a menudo, pero cuando lo hago, prefiero este Mojito. Me encanta la forma en que la menta y el limón verde danzan en el vaso. Un poco de ralladura fresca de jengibre y limón aumentan el factor refrescante. Es mejor sorberlo con un popote o pajilla.

¼ de cucharadita de ralladura de limón

2 cucharadas de jugo de limón verde fresco

8 a 10 hojas de menta fresca

⅛ de cucharadita de sal de mar o sal rosa del Himalaya

1 cucharadita de endulzante de fruta del monje o xilitol

¼ de cucharadita de jengibre rallado fresco

60 mililitros de ron blanco

4 a 5 cubitos de hielo

Agua mineral con gas

Cuñas de limón y ramitas de menta para decorar

Necesitarás un vaso alto de 350–400 mililitros y un macerador para preparar esta bebida. Una mano de mortero larga de madera puede hacer el trabajo si no tienes macerador.

Ralla el limón verde antes de exprimirlo y reserva la ralladura.

Agrega el jugo de limón, las hojas de menta, la sal, el endulzante de fruta del monje y el jengibre al vaso. Usando la mano de mortero o macerador, presiona suavemente las hojas de menta asegurándote de no romperlas. Exagerar puede hacer que la bebida sepa amarga.

Vierte el ron. Agrega los cubos de hielo, luego completa con 120 mililitros o más de agua mineral con gas. Espolvorea la ralladura de limón y decora con una rodaja de limón verde y una ramita de menta. ¡Salud!

Cena de celebración

Salmón a la mostaza dulce

PORCIONES: 2

TIEMPO DE PREPARACIÓN: 5 minutos

TIEMPO DE COCCIÓN: 7 minutos

Combino esta receta fácil y deliciosa con espárragos asados, pero no dudes en elegir tu acompañamiento de verduras favorito.

SALSA DE MOSTAZA DULCE

1 diente o bulbo de chalote

1 diente de ajo

1 cucharadita de romero seco

1 cucharadita de tomillo seco

2 cucharadas de néctar líquido de coco (no néctar granulado)

2 cucharadas de tamari o aminoácidos de coco

1 cucharada de jugo de limón

2 cucharadas de aceite de oliva extra virgen

2 cucharadas de mostaza de grano entero

1 filete (225 gramos) de salmón silvestre, cortado por la mitad

1 manojo de espárragos (unos 8 tallos o más por persona)

1 a 2 cucharadas de aceite de oliva extra virgen

Ralladura de 1 limón

Sal marina o sal rosa del Himalaya, al gusto

Pimienta negra molida, al gusto

Limón rallado

Prepara la salsa de mostaza dulce: En un procesador de alimentos pequeño, combina el chalote, el ajo, el romero, el tomillo, el néctar de coco, el tamari, el jugo de limón y el aceite de oliva y mezcla bien. Transfiere a un tazón pequeño y agrega la mostaza. Revuelve para combinar.

En un tazón grande, mezcla los espárragos con la ralladura de limón, 1 o 2 cucharadas de aceite de oliva extra virgen, la sal de mar y la pimienta negra.

Precalienta el asador. Cubre una bandeja para hornear con papel de aluminio. Coloca los espárragos en una mitad de la bandeja. Acomoda el salmón con la piel hacia abajo en el otro lado. Sirve con una cuchara la salsa de mostaza sobre el salmón. Asa durante 5 a 7 minutos o hasta que el salmón esté cocido.

Divide los espárragos y el salmón en dos platos.

Postre de celebración

Brownies pegajosos

PORCIONES: 9 CUADRADOS (DE 5 CENTÍMETROS)

TIEMPO DE REMOJO: 10 minutos

TIEMPO DE PREPARACIÓN: 5 minutos

TIEMPO DE COCCIÓN: 25 minutos

Nada mejor para celebrar que el chocolate. Estos brownies de chocolate sin huevo y sin granos son sólo el boleto para decir: «¡Buen trabajo!».

2 cucharadas de harina de linaza

6 cucharadas de agua filtrada

1 taza de crema de almendras

⅓ de taza de endulzante de fruta del monje

2 cucharadas de aceite de coco

1 cucharadita de extracto de vainilla sin alcohol o vainilla en polvo
   (vainilla molida)

⅓ de taza de cacao en polvo

½ cucharadita de bicarbonato de sodio

Calienta el horno a 180°C. Forra una sartén cuadrada de 20 centímetros de lado con papel pergamino para quitarlo fácilmente cuando se haya horneado. No hay necesidad de engrasar la sartén.

En un plato pequeño, agrega la harina de linaza y el agua filtrada. Remoja durante 10 minutos.

En un tazón grande, bate la mezcla de harina de linaza, la crema de almendras, el endulzante de fruta del monje, el aceite de coco, la vainilla, el cacao y el bicarbonato de sodio. Vierte en el molde preparado. Hornea por 25 minutos o hasta que un palillo insertado en el centro salga limpio.

Deja que los brownies se enfríen en la sartén antes de cortarlos en 9 cuadrados.

Agradecimientos

Gracias a mi familia más cercana por la hermosa vida que compartimos, Grace Junger, Beilo Junger, Seraphina Junger, Griffin, Lara, Pablo, Zack, y Scales. Andrea, Clementina y Manuel, Anabella y Javier.

Un agradecimiento especial a Tierney Gearon por Grace, por ser una increíble mamá y amiga, y levantarme cuando estaba quebrado. Michael, Emilee, Walker, gracias por cuidarme también en ese momento. Gracias, Carla, por Beilo y Fina, y por ser una maravillosa mamá y compañera de paternidad.

Gracias, Richard Baskin, por tu mentoría y amistad. Gracias a Skip y Edie Bronson por todo su amor y protección.

Gracias, Miguel Gil, por tu amistad incondicional y tus acciones de superhéroe como doble CEO. Y a Yetta por su amor y gentileza.

Gracias, Bharat y Bhavani, por su visión, su generosidad, su amor y apoyo.

Un enorme agradecimiento a Fernando Sulichin y José Luis Longinotti, siempre presentes, incondicionalmente.

Gracias, Gideon Weil y el equipo de El Método CLEAN7 en

HarperCollins: Lisa Zuniga, Sydney Rogers, Margaret Bridges y todos los que contribuyeron.

Muchas gracias a Olivia Bell Buehl y a Andrea Barzvi. Gracias, chef James Barry, por las increíbles recetas.

Gracias, Christian Visdomini, por tu ayuda y guía, y a todo el equipo en CGA.

Gracias a mi familia CLEAN, Emily, Sophie, Emily, Pascalle, Brian, Graham, Ashley y Karo.

Gracias a mi familia de ORGANIC INDIA, William Bissell, Abhinandan Doke, Mukesh, Oded, Parasher, Dinesh, Balram, Ritesh, Saurabh, Prasdad, Pankaj, Subrata, Vikram, Vandita, Raja, Vikash, Elizabeth, Arlene, y Shikha.

Un agradecimiento especial a mi familia francesa, Clovis, Celine, Fiji, Jao, y todos en La Petite Blaque.

Gracias, JP Baba, por ayudarme y protegerme, y a todos los amigos especiales a tu alrededor, Kylie, Ben, Guy, Damien, Ian, Debbie, John, Christian, Lal, Anton, y Valeria.

Bibliografía

Capítulo 1

Bland, J. S., E. Barrager, R. G. Reedy, y K. Bland. 1 de noviembre de 1995. «A medical food-supplemented detoxification program in the management of chronic health problems». *Altern Ther Health Med.* 1 (5):62–71.

Goel, P., K. Goel, y S. Singh. 2012. «Role of paraoxonases in detoxification of organophosphates». *JARMS.* 4 (4):320–325.

Harvard Health Letter. Junio de 2011. «Drugs in the water». https://www.health.harvard.edu/newsletter_article/drugs-in-the-water

Hodges, R. E., y D. M. Minich. 2015. «Modulation of metabolic detoxification pathways using food and food-derived components: A scientific review with clinical application». *J Nutr Metab.* 2015:760689.

Pandey, M. M., y S. Rastogi. 2013. «Indian traditional Ayurvedic system of medicine and nutritional supplementation». *Evid Based Complement Alternat Med.* 2013:376327.

Yun-Hee, Youm, Y. Nguyen Kim, y W. Grant Ryan. 2015. «The ketone metabolite b-hydroxybutyrate blocks NLRP3 inflammasome-mediated inflammatory disease». *Nature Medicine.* 21:263–269.

Capítulo 2

American Academy of Asthma Allergy and Immunology. 2019. «Food intolerance versus food allergy». https://www.aaaai.org/conditions-and-treatments/library/allergy-library/food-intolerance

Barbalho, S. M., *et al.* Enero-marzo de 2016. «Inflammatory bowel disease: Can omega-3 fatty acids really help?» *Ann Gastroenterol.* 29(1):37–43.

Canani, B., *et al.* Junio de 2015. «The role of commensal microbiota in the regulation of tolerance to dietary antigens». *Current Opinion in Allergy and Clinical Immunology.* 15(3):243–249.

Catterson, J. H., *et al.* 4 de junio de 2018. «Short-term intermittent fasting induces long-lasting gut health and TOR-independent lifespan extension». *Curr Biol.* 28(11):1714–1724.

Dwivedi, M., *et al.* Abril de 2016. «Induction of regulatory T cells: A role for probiotics and prebiotics to suppress autoimmunity». *Autoimmun Rev.* 15(4):379–392.

Farnsworth, N. R., *et al.* 1985. «Medicinal plants in therapy». *Bul. World Health Org.* 63(6):965–981.

Hayward, S., *et al.* 2014. «Effects of intermittent fasting on markers of body composition and mood state». *Journal of the International Society of Sports Nutrition.* 11(1 supl.):25.

Hicks, K., y G. Hart. 2008. «Role for food-specific IgG-based elimination diets». *Nutrition & Food Science.* 38(5):404–416.

Kim, J., *et al.* Diciembre de 2013. «The effects of elimination diet on nutritional status in subjects with atopic dermatitis». *Nutr Res Pract.* 7(6):488–494.

Mu, Q., *et al.* 23 de mayo de 2017. «Leaky gut as a danger signal for autoimmune diseases». *Front. Immunol.* https://doi.org/10.3389/fimmu.2017.00598

Nishteswar, K., *et al.* 2018. «Role of herbal prebiotics and probiotics in intestinal health / 7th annual congress on probiotics, nutrition and microbes». *J Prob Health.* 6.

Seimon, R. V., *et al.* 15 de diciembre de 2015. «Do intermittent diets provide physiological benefits over continuous diets for weight loss? A systematic review of clinical trials». *Mol Cell Endocrinol.* 418:153–172.

Skrovanek, S., *et al.* 15 de noviembre de 2014. «Zinc and gastrointestinal disease». *World J Gastrointest Pathophysiol.* 5(4):496-513.

Wang, B., *et al.* 2015. «Glutamine and intestinal barrier function». *Amino Acids.* 47:2143.

Yadav, H., *et al.* 30 de agosto de 2013. «Beneficial metabolic effects of a probiotic via butyrate-induced GLP-1 hormone secretion». *J Biol Chem.* 288(35): 25088–25097.

Capítulo 3

Dionisio, A. P., R. T. Gomes, y M. Oetterer. Septiembre/octubre de 2009. «Ionizing radiation effects on food vitamins—A review». *Braz Arch Biol Technol.* 52(5).

Eisenstein, M. Scientific American Custom Media. 19 de septiembre de 2018. «Inactive ingredients, active risks». https://www.scien tificamerican.com/custom-media/inactive-ingredients-active -risks/

Kummerow, F. A. Agosto de 2009. «The negative effects of hydrogenated trans fats and what to do about them». *Atherosclerosis* 205(2):458–465.

K. U. Integrative Medicine / The University of Kansas Medical Center. 2016. «Medical Symptoms Questionnaire (MSQ)». http://www .kumc.edu/Documents/integrativemed/Medical%20Symptoms %20Questionnaire(0).pdf

Capítulo 4

Centers for Disease Control and Prevention (Centros de Control y Prevención de Enfermedades). Sala de prensa, CDC. 2016 (archivado). «1 in 3 adults don't get enough sleep». https://www.cdc.gov/media/releases/2016/p0215-enough-sleep.html

Hussain, J., y M. Cohen. 2018. «Clinical effects of regular dry sauna bathing: A systematic review». *Evid Based Complement Alternat Med.* 2018:1857413.

Kecskes, A. A. Pacific College of Oriental Medicine. 2019. «Neurohormonal effects of massage therapy». https://www.pacificcollege.edu/news/blog/2014/11/08/neurohormonal-effects-massage-therapy-1

National Institutes of Health (Institutos Nacionales de Salud). 2016. «How is the body affected by sleep deprivation?» https://www.nichd.nih.gov/health/topics/sleep/conditioninfo/sleep-deprivation

Rapaport, M. H., P. Schettler, y C. Bresee. 2010. «A preliminary study of the effects of a single session of Swedish massage on hypothalamic-pituitary-adrenal and immune function in normal individuals». *The Journal of Alternative and Complementary Medicine.* 16(10):1–10.

Rosenthal, D. S., A. Webster, y E. Ladas. 2018. «Chapter 156—Integrative therapies in patients with hematologic diseases». *Hematology.* 7a. ed. 2253–2261.

Taheri, S., *et al.* 2004. «Short sleep duration is associated with reduced leptin, elevated ghrelin, and increased body mass index». *PLoS Medicine.* 1(3):210217.

Capítulo 7

Abdollah, T. 13 de junio de 2008. «The "new shower curtain smell"?
It's toxic, study says». *Los Angeles Times.* https://www.latimes
.com/archives/la-xpm-2008-jun-13-me-showercurtain13-story
.html

Sala de prensa, CDC. 18 de julio de 2017. «New CDC report: More
than 100 million Americans have diabetes and prediabetes».
https://www.cdc.gov/media/releases/2017/p0718-diabetes
-report.html

Cooly, K., *et al.* 31 de agosto de 2009. «Naturopathic care for anxi-
ety: A randomized controlled trial ISRCTN78958974». *PLoS One.*
4(8):e6628.

Dayani, Siriwardene S. A., *et al.* Enero de 2010. «Clinical efficacy
of Ayurveda treatment regimen on subfertility with poly cystic
ovarian syndrome (PCOS)». *Ayu.* 31(1):24–27.

Environmental Working Group, *EWG's Healthy Living: Home Guide.*
2007-2019. «The air inside our homes is 2 to 5 times more polluted
than the air outside».

EWG Communications Team, *Environmental Working Group News,*
28 de octubre de 2009. «Toxic cleaner fumes could contaminate
California classrooms». https://www.ewg.org/news/news-releases
/2009/10/28/toxic-cleaner-fumes-could-contaminate-california
-classrooms

Kanchongkittiphon, W., *et al.* 2015. «Indoor environmental expo-
sures of asthma: An update to the 2000 review by the Institute of
Medicine». *Environmental Health Perspectives.* 123:6-20.

Nazarroff, W. W., y C. J. Weschler. 2004. «Cleaning products and air
fresheners: Exposure to primary and secondary air pollutants».
Atmospheric Environment. 38:2841–2865.

Swarup, A., y K. Umadevi. 1998. «Evaluation of EveCare in the treatment of dysmenorrhoea and premenstrual syndrome». *Obs & Gynae Today* (III)6:369.

Wiboonpun, N., P. Phuwapraisirisan, y S. Tip-pyang. Septiembre de 2004. «Identification of antioxidant... compound from Asparagus racemosus». *Phytother Res.* 18(9):771-773. https://www.ewg.org/healthyhomeguide/

Zeng, F., *et al.* 2017. «Occupational exposure to pesticides and other biocides and risk of thyroid cancer». *BMJ Occupational & Environmental Medicine.* 74(7).

Índice